全民健康科普丛书

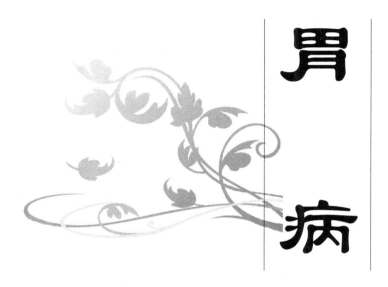

胃病

169 问

全民健康科普丛书编写组　编著

中国协和医科大学出版社

北　京

图书在版编目（CIP）数据

胃病169问／全民健康科普丛书编写组编著. —北京：中国协和医科大学出版社，2023.12（2025.1重印）.

（全民健康科普丛书）

ISBN 978-7-5679-2297-6-01

Ⅰ. ①胃…　Ⅱ. ①全…　Ⅲ. ①胃疾病-防治-问题解答　Ⅳ. ①R573-44

中国国家版本馆 CIP 数据核字（2023）第 198822 号

编　　著	全民健康科普丛书编写组
策划编辑	陈　佩
责任编辑	陈　佩
封面设计	邱晓俐
责任校对	张　麓
责任印制	黄艳霞
出版发行	中国协和医科大学出版社
	（北京市东城区东单三条9号　邮编100730　电话010-65260431）
网　　址	www.pumcp.com
印　　刷	三河市龙大印装有限公司
开　　本	710mm×1000mm　1/16
印　　张	8.25
字　　数	100千字
版　　次	2023年12月第1版
印　　次	2025年1月第2次印刷
定　　价	35.00元

序

"全民健康科普丛书"的出版，可喜可贺！

有两点值得称道：

其一，党和国家重视科普，把科学普及与科技创新同等对待。特别是医学科普，更是关系到"健康中国""人人健康"的大事。一定要把防病知识推广到群众中去，特别是农村中去。

我们通常说，让群众掌握科学，让群众掌握生命健康的主动权，也就在于此。医学科普重点是在防病知识的普及，我们要做到"保健靠自己，看病找大夫"。把"医生找我看病，变成我找医生看病"。这是一个重要的观点转化问题，也是医学普及的焦点和制高点。

其二，本书的出版，又再一次强调，一个医生除了临床诊治和研究以外，要重视科普工作，把它作为医生职责的组成部分。这是使我们受一辈医家们从开始学习，道身体力行的。林巧稚大夫经常教导我们："守病人出现了问题有我大夫，医生把职责当成了大事！"这一至理名言说明了现代预防为主，又突出了科普的重要和必要。

我们向林巧稚大夫学习，除了对知识和技术的渴望，对真理的追求和理解，对人的善良、同情和关爱以外，还有改善人与社会健康的智慧。人与社会的健康是要靠科普及来完成的。

一句似乎平白，但是很深刻的话，就是："如果你仅仅是个好医生，就还不是一个好医生。"医生与病人结合起来，科学与普及结合起来。这就是我们的方向，这就是发扬光大、发展医学的方向。

是为序。

郎景和

二〇一三年十二月

序

"全民健康科普丛书"的出版，可喜可贺！

有两点值得称道：

其一，党和国家重视科学普及，把科学普及与科技创新同等对待。特别是医学科普，更是关系到"健康中国""人人健康"的大事。一定要把防病知识推广到群众中去，特别是农村中去。

我们通常说，让群众掌握科学，让群众掌握生命健康的主动权，也就在于此。医学科普重点在于防病知识的普及，我们强调"保健靠自己，看病找大夫"。把"医生找我看病，变成我找医生查体"。这是一个重要的观念转化问题，也是医学普及的焦点和制高点。

其二，本书的出版，又再一次强调，一个医生除了临床诊治和研究以外，要重视科普工作，把它作为医生职责的组成部分。这是从我们老一辈的医学家们就开始倡导，并身体力行的。林巧稚大夫经常教导我们："等病人出现了问题，再找大夫，医生的职责已经丢掉了一大半！"这一至理名言既体现了预防为主，又突出了科普的重要和必要。

我们向林巧稚大夫等前辈学习，除了对知识和技术的渴望，对真理的追求和理解，对人的善良、同情和关爱以外，还有改善人与社会健康的智慧。人与社会的健康是要靠科学普及来完成的。

　　一句似乎矛盾，但是很深刻的话，就是："如果你仅仅是个好医生，就还不是一个好医生。"医生与病人结合起来，科学与普及结合起来。这就是我们的方向，这就是关爱大众、发展医学的方向。

　　是为序。

郎景和
二〇二三年十二月

前　言

　　2016 年 10 月，中共中央、国务院印发《"健康中国 2030"规划纲要》，提出"普及健康生活、优化健康服务、完善健康保障、建设健康环境、发展健康产业"五个方面的战略任务。党的十九大报告也进一步将"实施健康中国战略"纳入国家发展的基本方略，把人民健康提升到"民族昌盛和国家富强的重要标志"地位。这一系列决策，标志着健康中国建设进入了全面实施阶段。而医学科普，则是强化国民健康理念、提高全民健康素养、实现"健康中国"这一伟大战略目标的关键途径之一。

　　在当前信息时代背景下，公众获取信息的途径多样，且各类平台的"健康科普"信息良莠不齐，其专业性和科学性往往不能得到保障。因此，权威的医学科普不能缺位，对于大众健康知识的传播、健康素养的提升刻不容缓。在这样的大背景下，我们组织各临床专业的专家编写了这套"全民健康科普丛书"，旨在提供给大众专业、权威的科普知识，让大众可以放心地去读、安心地去学。

　　本套书紧密围绕人们日常生活最常见的一些疾病，由相关科室的医生精选了临床上病人常会问到的问题，涉及生理基础、发病原因、临床症状、检查手段、治疗方法、用药禁忌、日常注意事项等方方面面，作者用通俗易懂的语言，由浅入深地回答病人的疑问。通过阅读本系列丛书，可使大众对相关疾病有一个科学的、整体的认知，使未患病者能够防患于未然，引导已患病者能够科学治疗、早日康复。

病人疑问的搜集和整理不是一日之功、一人之劳，需要集思广益，感谢所有编者以及相关科室同仁对本套书编撰的大力支持。本书难免有疏漏之处，诚恳希望读者批评、指正。

全民健康科普丛书编写组
2023 年 9 月

目　录

 一　胃部常见炎性疾病

二 消化性溃疡

三 胃部恶性肿瘤

六 胃部的其他疾病

一

胃部常见炎性疾病

1. 胃的解剖结构是什么？

胃是人体的消化器官，就像是一个大口袋，入口为贲门，与食管连接，出口为幽门，与十二指肠球部连接。成人胃的容量约为1500毫升。胃有受纳食物、分泌胃液和内分泌功能。

胃通常分为贲门部、胃底、胃体和幽门部。贲门附近的部分为贲门部，界限不明显；贲门左侧、平面以上、向左上方膨出凸向横膈的部分为胃底；胃底向下至角切迹的中间大部分，是胃体，占据胃的2/3，胃角远的部分为胃窦；胃体下界与幽门之间的部分，是幽门部。胃分前壁、后壁，还有胃小弯、胃大弯。胃的前壁朝向前上方，后壁朝向后下方。胃小弯凹向胃的右上方，其最低点弯度明显折转点为角切迹；胃大弯凸向胃的左下方。

2. 胃壁的结构是什么？幽门括约肌在哪里？

胃壁分为黏膜层、黏膜下层、肌层、浆膜层4层。黏膜柔软，胃内空虚时有很多皱襞，胃内充盈时变平坦。在食管与胃的交接处的黏膜上，有一条锯齿状环形线，为食管胃黏膜线，是胃镜检查鉴别病变位置的重要标志。在幽门处，黏膜形成的环形皱襞称为幽门瓣，向十二指肠腔内突出。黏膜下层有丰富的血管、淋巴管、神经丛，在胃扩张、胃蠕动时起到缓冲的作用。肌层较厚，由外纵、中环、内斜的三层平滑肌组成，环形肌以胃小弯和胃大弯处较厚，环绕于胃的全部。在幽门瓣深面较厚的环形肌称为幽门括约肌。幽门括约肌和幽门瓣都有防止肠内容物逆流至胃、延缓胃内容物排空的作用。胃的外膜是浆膜。临床上常将胃壁的四层称为全层，肌层和浆膜层合称为浆肌层。

3. 胃黏膜是如何进行防御的？

（1）黏液-碳酸氢盐：黏液是上皮细胞、贲门腺、幽门腺和颈黏液细胞共同分泌的，主要成分为糖蛋白，糖蛋白互相重叠形成不溶于水的膜，附在胃黏膜表面上。有研究表明，黏液与上皮细胞的碳酸氢根离子（HCO_3^-）形成黏液-碳酸氢盐屏障，保护胃黏膜，防止胃黏膜受氢离子（H^+）损害。

（2）表层上皮细胞的紧密连接：胃黏膜受损后，上皮细胞分泌的黏液可与坏死细胞等混合形成一层黏液样罩膜，覆盖在受损黏膜表面，上皮细胞与其接触，可形成细胞连接的复合结构，快速修复或重建，保证表皮的完整性。

（3）胃黏膜下层血管：不仅可以运输营养物质和氧气，还可以通过运送 HCO_3^- 来中和壁细胞产生的酸性物质，减少 H^+ 损伤胃黏膜。

（4）前列腺素：对胃黏膜也有保护作用，能增加黏液分泌、松弛胃壁肌肉，减轻有害物质对胃黏膜的损伤。

4. 急性胃炎的分类有哪些？

急性胃炎是指各种原因引起的胃黏膜急性炎症。急性胃炎的分类尚未统一，一般基于病因、临床表现进行分类。根据病因，可分为药物性、应激性、酒精性、腐蚀性、感染性、化脓性、食物中毒性、碱性反流性、缺血性、放射性和机械创伤性等急性胃炎。根据临床表现，可分为急性单纯性胃炎、急性腐蚀性胃炎、急性糜烂性胃炎、急性化脓性胃炎等。

5. 哪些因素可以引起急性胃炎？

引起急性胃炎的病因有许多，迄今尚未完全阐明。目前已知的病因如下。

（1）药物：常见的是非甾体抗炎药，如阿司匹林、布洛芬、吲哚美辛（消炎痛）、对乙酰氨基酚（扑热息痛）、萘普生、美洛昔康，以及含有这类成分的感冒药，如复方氨酚烷胺胶囊。其他还有抗肿瘤药、洋地黄、磺胺类药物等。

（2）应激因素：如大手术、颅脑病变、大面积烧伤、严重创伤、败血症、器官功能衰竭（如心力衰竭、呼吸衰竭、肝肾功能衰竭）、大量应用糖皮质激素等。

（3）酒精：多发生于过量饮酒之后。

（4）腐蚀性化学物质：吞服腐蚀剂，如强酸（如硝酸、硫酸）、强碱（如苛性钾、苛性钠）、消毒防腐药（甲酚皂溶液）、实验室用洗液等。

（5）感染：多继发于全身系统的感染，由身体其他器官的感染灶通过血循环或淋巴循环到达胃黏膜，引起炎症；或由于器官移植、肿瘤晚期化疗、艾滋病等全身免疫功能低下的继发感染。

（6）食物中毒：临床常见食用不洁食物后，由食物中所含细菌或病毒引起者。

（7）其他：胃黏膜缺血和缺氧、胃部的放射损伤和机械损伤、十二指肠肠液反流。

6. 急性胃炎时，胃黏膜有哪些改变？

急性胃炎时，胃黏膜呈炎症性改变，胃镜下胃黏膜可表现为局限性或弥散性充血、水肿、糜烂，表面附有黏液和炎性渗出物。大多数病人病变局限在黏膜层，严重者可累及黏膜下甚至全层，发生穿孔，这种情况多见于腐蚀性胃炎、化脓性胃炎和缺血性胃炎等。以出血为主要表现者，常可见黏膜弥散性出血点、片状糜烂，黏膜表面有新鲜出血或黑色血痂，同时可见黏膜下出血表现，胃液为鲜红色或咖啡色。应激引起的病变部位多在胃底、胃体部，胃窦多不被侵犯。

急性胃炎显微镜下表现为表层上皮坏死、脱落、黏膜下出血，组织中有大量炎症细胞浸润。

7. 急性胃炎都需要胃镜检查吗？

在急性胃炎的诊断中，胃镜检查具有诊断价值。但并非每一例病人均必须做这项检查。如果病史明确，又不存在需要鉴别诊断的情况，可不做胃镜检查；以出血为主的急性胃炎主要靠胃镜检查诊断和进行鉴别诊断；误服强酸或强碱所致的腐蚀性胃炎的急性期不能做胃镜检查。

8. 急性胃炎有哪些临床表现？如何诊断急性胃炎？

上腹痛、恶心、呕吐和食欲减退是急性胃炎的常见症状。药物和应激所致的胃炎，常见表现为呕血和/或黑便，出血量大时，可引起低血压甚至休克。食物中毒引起的急性胃炎常与急性肠炎共存，腹泻是突出表现，可出现脱水、低血压。腐蚀性胃炎和化脓性胃炎常引起上腹部剧痛、频繁呕吐、寒战、发热。但并不是所有的急性胃炎都出现以上症状，约 1/3 的病人在胃镜下胃黏膜呈现急性胃炎的表现，但没有明显的自觉症状。查体时，多数病人仅有上腹或脐周压痛，肠鸣音亢进；特殊类型的急性胃炎可出现急腹症，甚至伴发休克。急性胃炎的实验室检查一般无特殊要求，以出血为主者，粪便和呕吐物潜血试验阳性；出血量大时，可有血中白细胞计数升高、一过性血尿素氮升高；急性化脓性胃炎者可见白细胞计数升高。

一般根据诱因、症状常可做出诊断，急诊胃镜（发病 24~48 小时）可明确诊断。以上腹痛、恶心、呕吐为主要表现者要注意与急性阑尾炎、急性胆囊炎、急性胰腺炎相鉴别；急性胃炎常有明确的诱发因素，腹部压痛位于上腹和脐周，一般无腹膜刺激征，胃镜下主要表现为胃黏膜的充血、水肿和糜烂以及炎性渗出，严重者可发生成片出血，甚至溃疡、穿孔等；用阿托品类解痉药能缓解腹痛症状。而以出血为主者，主要靠胃镜检查确诊。

9. 需要紧急处理的急性胃炎有哪些？如何处理？

在临床上，急性糜烂性胃炎和急性腐蚀性胃炎需要紧急处理。

（1）急性糜烂性胃炎：又称出血性胃炎、急性胃黏膜病变等。目前，一般把严重疾病或创伤后发生的上消化道出血称为应激性胃炎或溃疡，而把药物性急性胃炎称为急性糜烂性胃炎。对于急性糜烂性胃炎，可采取补充血容量、洗胃、应用抗酸剂或 H_2 受体拮抗剂等措施进行对症治疗。

（2）急性腐蚀性胃炎：是指误服或为达到其他目的吞服强酸（如硫酸、硝酸）、强碱（如氢氧化钾、氢氧化钠）或其他腐蚀剂所引起的急性胃黏膜损害。对于急性腐蚀性胃炎，洗胃是必需的，并需要根据腐蚀剂的种类、浓度、吞服量等因素选择合适的中和剂（如牛奶、橘子汁、蛋清等），同时可采取注射强心剂、输血、输液等有效的对症治疗措施进行紧急治疗。

10. 哪些药物可引起药物性急性胃炎?

药物性急性胃炎是指服用某种药物后造成的胃黏膜浅表性糜烂出血或浅表性溃疡，病变愈合后不留瘢痕。常见药物有非甾体抗炎药（NSAIDs）如阿司匹林、对乙酰氨基酚（扑热息痛）、保泰松、吲哚美辛（消炎痛）及含有这类药物的各种感冒药（如复方氨酚烷胺胶囊），还有抗肿瘤化疗药（如奥沙利铂）、洋地黄、氯化钾、磺胺类药物（如磺胺嘧啶、磺胺甲噁唑）、铁剂、碘剂、糖皮质激素（如氢化可的松、地塞米松）。

11. 非甾体抗炎药是如何引起药物性急性胃炎的呢?

这类药物主要是通过损伤胃黏膜的防御机制造成急性胃炎。在胃液 pH<3.5 时，如表现为脂溶性的阿司匹林能很快被吸收，并经过脱氢形成水杨酸盐，这样可通过以下几种方式影响胃黏膜屏障：①损伤胃黏膜上皮细胞，胃内酸度越高损伤越严重；②阻断胃黏膜内源性前列腺素的合成，而前列腺素对胃黏膜有保护作用；③减少胃黏膜血流，导致胃黏膜氧和营养物质的供应减少，进而直接影响胃黏膜的防御功能；④影响胃黏液和碳酸氢盐的分泌，导致 H^+ 反渗，并有利于胃蛋白酶的激活，进一步破坏胃黏膜的保护功能；⑤降低胃黏膜的疏水层，影响胃黏膜上皮的更新。

12. 药物性急性胃炎有哪些临床表现?

这类病人常有明确的服药史，多在服用药物几天后出现上腹痛、上腹不适、恶心等症状，有相当一部分病人以呕血或黑便为首发症状，一般出血量不大，也有少数病人出血量大导致低血压甚至休克。由化疗药物引起的胃炎多表现为剧烈的恶心、呕吐，停药后可在短期内恢复。应强调的是，长期服用上述药物者，尤其是老年病人还加服其他药物时，易诱发急性药物性胃炎，而且易忽略长期的用药史。已有报道，长期服用小剂量阿司匹林预防心血管疾病的老年病人，在同时服用其他对胃黏膜无明显损害作用的药物时，可发生上消化道出血，这可能是由于同服的其他药物影响了阿司匹林的代谢。

13. 药物性急性胃炎的治疗方法有哪些？

出现药物性急性胃炎症状的病人，如无明显的出血征象，可在医生指导下停药或换用对胃肠道刺激作用小的药物。如必须继续服用原药物，病人可在医生指导下加服胃黏膜保护剂或抑酸药。经验用药如下。①硫糖铝：每次 1 克，每日 4 次。由于该药物需在酸性环境下发挥作用（在受损的胃黏膜表面形成保护膜以抵御胃酸损伤），故宜在餐前 1 小时和睡前口服。因制剂原因，有些硫糖铝片在胃内崩解率低，病人应将硫糖铝片嚼碎咽下，以最大限度发挥药物的疗效。②米索前列醇：每次 200 微克，每日 4 次，预防非甾体抗炎药引起的消化性溃疡，主要不良反应是腹泻，因有宫缩作用、可能导致胎儿流产，孕妇忌服。③抑酸药：可根据病人的实际情况任选一种，如西咪替丁每次 0.4 克，早晚各 1 次，或西咪替丁每次 0.8 克，每晚 1 次；雷尼替丁每次 150 毫克，每 12 小时 1 次；法莫替丁每次 20 毫克，每日 2 次；奥美拉唑每次 20 毫克，每日 1 次。疗程视病情而定。

如有明显的出血，一般采取以下措施。①停药。②使用胃黏膜保护剂和抑酸药口服或静脉滴注，口服药物服用方法同前，静脉滴注可用西咪替丁 0.4 克，每 8 小时 1 次；严重者也可用质子泵抑制剂，具体用法遵医嘱。③出血量多者可能还需进行血容量补充、抗休克治疗等。

急诊胃镜发现胃黏膜弥漫性渗血者，可用稍冷的（3~4℃）生理盐水 100 毫升加去甲肾上腺素 8~16 毫克，或 5% 的孟氏液 30 毫升口服或经胃管、胃镜喷洒。若选择孟氏液口服，为减轻其对口腔黏膜的损伤，可用 4% 的碳酸氢钠（$NaHCO_3$）漱口。

对点状出血或小灶性出血病人，可在内镜直视下喷洒 0.1% 的去甲肾上腺素或 5% 的孟氏液 10 毫升左右，也可在药物喷洒的同时采用电凝止血和微波止血，还可在出血灶周围多点注射 0.1‰ 的肾上腺素，多能达到止血目的。

14. 如何预防药物性急性胃炎？

药物性急性胃炎的预防因人而异。如果需要长期服用这些药物，应在医生指导下进行，并尽量选用不良反应小的药物或给予胃黏膜保护剂如米索前列醇、硫糖铝等；如果只是为了缓解疼痛，应尽量小剂量使用；可与餐同服的药物，尽量保证在进食的同时服用，以减少药物对胃黏膜的损伤。

15. 酒精性急性胃炎是如何发病的？如何治疗和预防？

酒精是引起急性胃炎的常见病因，从本质而言，也属于药物性胃炎。由于酒精能在胃内迅速吸收，对胃黏膜的损害较强，还有可能引起上消化道出血、全身性酒精中毒表现。酒精可通过以下途径导致酒精性急性胃炎。

（1）酒精对胃黏膜的直接损害，破坏了胃黏膜屏障功能，导致 H^+ 的逆流，进一步加重胃黏膜的破坏。

（2）酒精对黏膜下血管内皮造成损伤，破坏胃黏膜屏障，引起黏膜下出血、血管破裂等。

（3）大量的炎症介质产生，从而加重胃黏膜损伤。

（4）部分病人出现一过性胃酸分泌过高，再加上胃黏膜的屏障功能受到破坏，使得胃黏膜局部受损的机会增加。

以上因素共同导致了胃黏膜充血、水肿、糜烂、出血。

这些酒精性急性胃炎的病人在发病前有明确的饮酒史，病人表现为剧烈的胃灼热（烧心）、反酸、恶心、呕吐，甚至呕血、便血。症状轻者，短期内多能恢复；伴有胃酸过多者，可用抑酸药，如西咪替丁、雷尼替丁等；有出血者，处理同药物性急性胃炎。

酒精性急性胃炎的重点在于预防。对酗酒者，尽可能劝其减少饮酒量，避免过量饮酒，或者戒酒，长期饮酒可能会发展为慢性胃病。

16. 哪些因素可以引起急性腐蚀性胃炎？

一般而言，腐蚀剂都可引起急性腐蚀性胃炎，常见的有强酸（硝酸、盐酸、硫酸）、强碱（氢氧化钾或氢氧化钠）、实验室用的洗液、甲酚皂溶液（来苏尔）、氯化汞、砷、磷及其他腐蚀剂。

强酸可使与其接触的口腔、食管、胃黏膜的蛋白质和角质溶解、凝固，引起口腔、食管至胃所有与酸接触的部分组织发生界限分明的病变，甚至导致穿孔。

强碱与组织接触后，迅速从组织中吸收水分，它与组织中的组织蛋白质结合为胶冻样的碱性蛋白盐，使脂肪皂化，造成组织的严重坏死，它造成的病变范围多大于与其接触的组织面积。

甲酚皂溶液可以麻醉感觉神经末梢，也能引起其接触的口腔、食管、胃黏膜组织蛋白质的变性与沉淀，导致血管凝固，但无明显的消化道刺激性。

17. 急性腐蚀性胃炎有哪些临床表现？如何处理？

急性腐蚀性胃炎的病变程度与腐蚀剂的种类、浓度、吞服量、胃内有无食物以及与黏膜接触时间等因素有关。轻者可出现胃黏膜充血、水肿，重者发生坏死、穿孔。

临床症状与腐蚀剂种类有关。吞服后马上出现口腔、咽喉、胸骨后及上腹部剧烈疼痛、频繁呕吐，重者可有呕血。呕吐物中可能含有脱落坏死的胃壁组织，如并发穿孔可出现休克、急性腹膜炎。部分腐蚀剂吸收后可出现肾脏的急性损伤。急性病变愈合后，上消化道可出现瘢痕所致的狭窄，引起吞咽障碍甚至上消化道梗阻，导致生活质量下降，给病人造成身体和精神上的痛苦。因此，对这类病人的处理一定要及时、恰当。

处理的基本原则是急性期不应做胃肠钡餐造影、上消化道内镜检查，以免发生穿孔。根据腐蚀剂的种类，口服相应的有助于保护已损害上消化道黏膜的药物。

具体处理时，首先通过病人本人或当时在现场的人了解、同时根据黏附于口腔黏膜的灼痂，识别腐蚀剂的种类。硫酸烧灼后痂呈黑色，盐酸呈灰棕色，硝酸呈深黄色，强碱呈透明水肿样。对服强酸者，可口服弱碱性溶液进行中和，如镁乳 60 毫升或氢氧化铝凝胶 50 毫升，同时加服牛奶、鸡蛋、蛋清或植物油。但要特别强调的是，不要用碳酸氢钠，以免产气过多而致穿孔。服强碱者，可用弱酸溶液，如醋酸、柠檬酸（枸橼酸）等。在中和酸或碱的同时，要注意病人的营养。为让受损害的胃得到充分的休息，可采用胃肠外营养，并调节水、电解质和酸碱平衡。

并发休克者，宜同时进行抗休克治疗。发生呼吸困难、喉头水肿者，可立即行气管切开；并发穿孔和腹膜炎者，应及时手术治疗。

对急性期病变愈合后遗留的狭窄、梗阻，可根据病人的耐受情况及当地的技术，采用手术或内镜下扩张术。

18. 什么是应激性急性胃炎或溃疡？是怎么发病的？

应激性急性胃炎或溃疡是指人体受到应激因素，如严重创伤、大的手术、大面积烧伤及严重的多系统疾病（如败血症、多器官功能衰竭、心肺功能严重障碍）刺激后发生的急性胃黏膜病变。有时也称为应激性溃疡。这类病人多处在重症监护状态。

应激性急性胃炎或溃疡的发病机制尚不完全清楚，可能与以下因素有关。

（1）胃黏膜急性损伤，黏膜下小血管收缩，黏膜血流减少，引起黏膜缺血、缺氧。

（2）胃黏膜屏障受损，H^+逆流损伤胃黏膜。

（3）胃酸分泌异常，有些病人胃酸分泌过多（如手术后、败血症、中枢神经系统受损），而有些病人胃酸分泌过少（如多器官功能衰竭），胃酸分泌过多、过少都可能影响胃黏膜屏障功能。

（4）前列腺素产生减少，代谢紊乱。

上述因素共同作用的结果是发生黏膜溃疡，溃疡表浅限于黏膜层时，可引起黏膜弥漫性渗血，即糜烂；但也可波及黏膜下层，血管受到腐蚀，出现明显的出血。病变部位可在胃、十二指肠近端的任何部位，但多见于胃体、底部。这也是区别于一般消化性溃疡的特点。

应激性急性胃炎或溃疡有很明显的发病诱因，多在上述严重的应激因素作用 24 小时之后出现胃黏膜糜烂，2~4 天出现上消化道出血，也有少数病人在 24 小时内或 2~3 周之后发生。一般出血量较少，能在短期内恢复。出血多时可出现失血性休克，如果得不到及时的处理，死亡率高达 50%。

19. 如何预防性治疗应激性急性胃炎或溃疡？

由于应激性急性胃炎或溃疡病人大多有明显的应激因素，并且多处在重症监护状态，因此，本病治疗的关键是预防。但根据临床观察，并非所有这些病人都会出现应激性急性胃炎或溃疡，对所有重症病人不加选择地给予预防措施，也是一种医疗资源的严重浪费，所以对有严重的和多系统疾病的老年病人、有严重的心肺功能障碍者以及以前有上消化道出血病史者应给予预防性治疗，因为这些病人血液循环中糖皮质激素水平常常是升高的，也常需要辅助呼吸措施，酸碱平衡常处于紊乱状态，黏膜血液供应也差。

发生应激性急性胃炎或溃疡的病人胃酸分泌量并不是特别高，但由于胃黏膜屏障破坏，胃酸在其发病中的作用就明显了。这样采用中和胃酸或抑制胃酸分泌的药物对高危病人进行预防性治疗就合理了。同时应用胃黏膜保护剂可能会增加疗效。经验表明，胃内 pH>4 时，急性胃出血的发生率显著降低。因此，对危重病人留置胃管既有助于观察药物的效果，也有助于预测出血的危险性。但应同时注意预防留置胃管可能引起的医源性感染。

有人观察到，法莫替丁 20 毫克，每 12 小时 1 次静脉滴注，或雷尼替丁 50 毫克，每 8 小时 1 次静脉滴注，可有效地将胃酸控制在 pH>4，也可用质子泵抑制剂 20 毫克口服，每日 2 次。应用时也应注意，在这种严重应激情况下，强烈抑酸后可能会导致细菌向上移位，甚至继发肺部感染，加重原发病。

胃黏膜保护剂也有助于应激性急性胃炎或溃疡的治疗和预防。可用硫糖铝每次 1 克（0.25 克/片，4 片），每日 4 次，在三餐前和睡前嚼碎口服；也可用 L-谷氨酰胺呱仑酸钠颗粒（1 包），每日 3 次口服。

预治疗的疗程视病情而定，一般原发病急性期过后即可停药。

必须说明的是，一切预防应激性急性胃炎或溃疡措施的实施都是建立在积极地治疗原发病的基础之上。

 20. 什么是食物中毒性急性胃炎？怎么治疗？

食物中毒性急性胃炎是进食不洁食物后导致的胃黏膜充血、水肿、轻度糜烂、出血，表现为进食后不久出现上腹痛、恶心、呕吐，同时可伴有食欲缺乏、发热。如同时伴有急性肠炎，病人常有明显的腹泻，此时称为急性胃肠炎，病情重者可发生脱水、低血压。本病体征少，仅有上腹或脐周压痛，肠鸣音亢进。引起这种胃炎的病原菌包括葡萄球菌（潜伏期 1～8 小时）、肉毒杆菌及沙门菌（潜伏期 4～24 小时）、嗜盐杆菌（潜伏期 9～12 小时）。多见于夏秋季节。

治疗上不同于其他急性胃炎。在去除病因的基础上，要求病人饮食清淡，有脱水者给予口服补盐液或静脉补充水和电解质。根据症状可给予解痉药、止吐药治疗，如阿托品、多潘立酮（吗丁啉）、甲氧氯普胺（胃复安）、西沙必利、维生素 B_6 等。一般可不用抗生素，可口服或静脉滴注常规剂量的小檗碱（黄连素）或呋喃唑酮（痢特灵）等抗菌药，严重感染者可用青霉素、甲硝唑等。多数病人可在短期内恢复正常。

 21. 急性化脓性胃炎是怎么回事？

免疫力低下的病人，在身体其他部位有感染灶的情况下，致病菌可通过血液循环和/或淋巴循环播散到胃黏膜下，累及黏膜下层，也可穿透肌层到达浆膜层，在胃壁形成化脓性炎症，有时也把这种罕见的重症胃炎称为蜂窝组织性胃炎。发生穿孔时可导致化脓性腹膜炎。致病菌有肺炎球菌、葡萄球菌、铜绿假单胞菌、大肠埃希菌、炭疽杆菌、产气荚膜杆菌（产气荚膜梭状芽孢杆菌）等。

这种急性胃炎起病急骤，可有剧烈的上腹痛，恶心、呕吐，有时呕吐物中可见坏死的胃黏膜组织，常伴寒战、高热，发生急腹症时表现为化脓性腹膜炎的症状和体征。B超、CT检查可见胃壁增厚，由产气荚膜梭状芽孢杆菌引起者的胃壁内可见由气泡形成的低密度影；X线腹部平片见胃腔内大量积气，伴穿孔者膈下可有游离气体。

本病治疗主要是积极治疗原发病，静脉给予大剂量广谱抗生素，并及时行胃部切除。因为本病病死率高，治疗的首要目的是保障病人的生命，所以诊治要及时。

22. 缺血性胃炎是怎么回事？如何治疗？

缺血性胃炎很少见，单纯的缺血性胃炎更少见。本病多发于老年病人，主要是供应胃的腹腔动脉或肠系膜动脉因硬化、血栓形成、栓塞及脉管炎症而导致胃的血供不足，甚至梗死。

胃缺血引起胃，特别是胃窦部的浅表性糜烂、出血、多发小溃疡，重者坏死、穿孔。该病常与其他内脏器官如肾、脾、小肠和结肠的供血不足同时发生。急性梗死者多起病急，表现为持续性上腹痛、恶心、呕吐、呕血、黑便；而慢性供血不足时，表现为进行性体重下降、上腹痛并向背部放射，并且餐后加重，反复上消化道出血，胃部糜烂、溃疡，按常规方法不能治愈。

这种胃炎的内镜下表现为：多在胃窦部多发边界不规整、形状不规则的小溃疡，溃疡表面附有白苔、周围充血，也可伴出血。胃底、胃体较少累及。血管造影对本病有诊断价值。

手术是比较好的治疗方法，对慢性缺血者也可用血管扩张剂。

23. 什么是碱性反流性急性胃炎？

碱性反流性急性胃炎常因幽门功能的迅速破坏，如胃大部切除术后、急性幽门关闭不全而导致的大量胆盐、碱性十二指肠液和胰酶反流入胃引起的急性胃黏膜炎症，也可有出血。处理主要选择促胃动力药如甲氧氯普胺（胃复安）、多潘立酮（吗丁啉）、西沙必利，以及胃黏膜保护剂如硫糖铝等，考来烯胺（消胆胺）也有一定的效果。因本病极易慢性化，需要长期治疗。

 24. 如何鉴别感染性胃炎与急性化脓性胃炎？

这两类胃炎均有免疫力低下和全身感染的诱因，但感染性胃炎比急性化脓性胃炎临床表现轻，预后好。

（1）感染性胃炎：多发生于器官移植、肿瘤化疗、艾滋病等全身免疫功能低下的病人中，常见致病菌有肺炎球菌、链球菌、伤寒杆菌、白喉杆菌等。此外，一些病毒如巨细胞病毒和疱疹病毒也可能引起感染性胃炎。感染性胃炎表现为全胃弥漫性炎症，胃黏膜充血、水肿，甚至广泛出血、糜烂。临床上可有上腹痛、腹胀、食欲缺乏、恶心、呕吐，并伴有其他疾病的全身症状。某些细菌如幽门螺杆菌引起的感染性胃炎可表现为慢性病程。感染性胃炎的治疗主要是针对原发病的治疗、控制感染、加强胃肠外营养，同时对症处理。这些措施的综合应用可望取得较好的效果。

（2）急性化脓性胃炎：多发生于免疫功能低下且身体有其他感染病灶的病人，常见致病菌为肺炎球菌、葡萄球菌、铜绿假单胞菌、大肠埃希菌、炭疽杆菌、产气荚膜杆菌（产气荚膜梭状芽孢杆菌）等。起病急骤，有剧烈的上腹痛，恶心、呕吐，有时呕吐物中可见坏死的胃黏膜组织，死亡率高，需要及时发现，进行胃切除，静脉输注大量抗生素。

 25. 慢性胃炎是如何分类的？

慢性胃炎是多种原因引起的胃黏膜慢性炎症，其分类经过数十年不断补充修改逐渐合理适用。1947年，申德勒（Schindler）根据胃镜和胃黏膜活检结果，将其分为浅表性、萎缩性和肥厚性胃炎三类，沿用已久。1973年，斯特里克兰（Strickland）和麦凯（Mackay）又将萎缩性胃炎按部位分为A型和B型，A型病变主要在胃体部，胃窦部基本正常，可以发展为恶性贫血；B型病变主要在胃窦部，胃体部基本正常。1980年科雷亚（Correa）又将自身免疫性胃炎并入A型。1983年沃伦（Warren）和马歇尔（Marshell）发现了幽门螺杆菌（Hp），经过大量临床观察，逐渐明确了Hp与慢性胃炎、消化性溃疡以及胃癌之间的关系，故有人将慢性胃炎又分为自身免疫型（A型）、细菌型（B型）和化学损伤型（C型）。

慢性胃炎的分类尚未完全统一，通常根据以上提及的病因、内镜所见、胃黏膜病理变化、胃炎分布范围等指标进行分类。

（1）根据病因，可将慢性胃炎分为Hp胃炎和非Hp胃炎，这样有助于重视对Hp的检测和治疗，而Hp感染是慢性胃炎的主要病因。

（2）根据内镜所见和病理变化，可将慢性胃炎分为萎缩性和非萎缩性。这是慢性胃炎新悉尼系统分类方法。

（3）根据胃炎分布，可将慢性胃炎分为胃窦为主的胃炎、胃体为主的胃炎、全胃炎。这是慢性胃炎悉尼系统分类方法。胃窦为主的胃炎病人，胃酸分泌增加，十二指肠溃疡的发生风险增加。胃体为主的胃炎尤其是伴有胃黏膜萎缩的病人，胃酸分泌减少，胃癌的发生风险增加。这一分类法有助于预测胃炎并发症。

（4）特殊类型胃炎，如淋巴细胞性胃炎、肉芽肿性胃炎、嗜酸性粒细胞性胃炎、感染性胃炎等。

26. 哪些因素可引起慢性胃炎？

（1）饮食及药物：饮食不规律、无节制，长期进食粗糙性食物、腌制食品或饮用烈酒、浓茶、过热饮料，以及长期服用非甾体抗炎药如阿司匹林、吲哚美辛（消炎痛）及铁剂等，均可引起胃黏膜损伤，发生慢性炎症。

（2）幽门螺杆菌（Hp）：Hp 是引起慢性胃炎的主要因素。有人做过试验，让志愿者吞食 Hp 后发现可出现轻度上消化道症状。据统计，慢性胃炎的病人 70%～90% 有 Hp 的感染。在慢性活动性胃炎的病人中，Hp 阳性率在 84.3%～89.7%，而非活动性胃炎的病人中其 Hp 阳性率仅 27.1%～33.3%。Hp 可在人与人之间传播，Hp 感染者几乎都存在 Hp 胃炎。

（3）十二指肠液反流：幽门和胃窦之间有幽门括约肌，起着调节食物进入十二指肠的重要作用，并且可以限制胆汁反流入胃。当幽门括约肌功能不全时，十二指肠内液体（含胆汁、肠液、胰液等）易反流进胃，对胃黏膜造成损害，减弱胃黏膜屏障作用，产生炎症、糜烂和出血等。

（4）免疫因素：以胃体萎缩为主的慢性胃炎病人，血清中常能检测出壁细胞抗体（PCA）及内因子抗体（IFA），说明自身免疫反应可能参与了这类疾病的发生。严重者可能因为缺乏维生素 B_{12} 而出现恶性贫血。

（5）感染：除了 Hp，同属螺杆菌的海尔曼螺杆菌也可单独或与 Hp 一起引起慢性胃炎。

（6）急性胃炎的转化：如机械、温度、化学物质、射线等引起的胃黏膜病变，持久不愈，会长期反复损伤胃黏膜，导致慢性胃炎。

（7）年龄因素：年龄增加导致胃黏膜营养因子缺乏、黏膜耐受性下降，易发生慢性胃炎。

（8）其他：如口腔、咽部、鼻腔内长期慢性炎症（易带菌入胃），内科慢性疾病（如慢性右心衰竭、肝硬化、尿毒症），以及环境因素、气候变化（短时间内无法适应，可能导致胃功能紊乱）等均可能引起胃黏膜慢性损伤。

27. 为什么幽门括约肌功能会减弱?

原因尚不太清楚,有人认为是十二指肠分泌的激素(如胰泌素、胆囊收缩素等)与胃窦分泌的激素(胃泌素)之间不平衡所致。胃泌素分泌过多,而小肠分泌的上述激素明显减少时,幽门括约肌张力下降,十二指肠液易反流入胃。吸烟也可以影响幽门括约肌功能,引起十二指肠液反流。

28. 慢性胃炎的病理特点有哪些?

慢性胃炎的病理变化是胃黏膜不断损伤又修复引起的,主要特点如下。

(1)炎症:指胃黏膜的一定深度有炎症细胞,如淋巴细胞、浆细胞的浸润,若有中性粒细胞出现,表明有活动性。有时可见胃壁上的小凹内有成堆的中性粒细胞聚集,形成小凹脓肿,另外还可见水肿、充血、糜烂等。

(2)糜烂:指本来位于幽门或胃底的腺体数量明显减少,胃黏膜变薄。但有时由于胃黏膜某些部位上皮过度增生,胃黏膜看上去反而粗糙,像有细的颗粒样改变。

(3)肠化生:指胃黏膜由于长期慢性炎症出现不完全性再生,胃内本来的幽门部腺体或胃底部腺体被其他部位相似的腺体所取代。肠化生即胃黏膜固有的腺体被肠腺代替。

(4)异型增生(不典型增生):是最重要的胃癌癌前病变,胃黏膜细胞的结构和功能异常,从而出现异型性细胞和腺体结构紊乱,可发生隆起、平坦和凹陷病变,无特征性表现。

29. 慢性胃炎的临床表现有哪些？

慢性胃炎无特异性临床表现，主要有消化道症状和全身症状。

（1）消化道症状：85％的病人有上腹疼痛，呈持续性胀痛或钝痛，半数以上与饮食有关，空腹时比较舒适，饭后不适。常因进食冷、硬、辛辣或其他刺激性食物引起上腹疼痛或使上腹疼痛加重，有的与天气寒冷有关。50％左右病人存在饱胀感，病人进食少量食物，甚至空腹时，都觉得上腹饱胀。50％的病人有嗳气，病人因胃内气体增多，经食管排出，可使上腹饱胀暂时缓解。部分胃窦胃炎病人出现类似消化性溃疡的症状，也有部分病人出现恶心、呕吐。病人还可出现反酸、烧心、食欲缺乏等症状。

（2）全身症状：见于病程较长的病人，表现为乏力、消瘦、头晕、舌炎、口角裂痕，甚至神经衰弱。部分病人可于短期内出现厌食、消瘦、乏力、贫血、呕吐等类似于胃癌的症状。恶性贫血一般见于胃体胃炎病人，在我国较少见。

30. 出现上消化道不适，就能诊断为慢性胃炎吗？

不能，因为这些食欲缺乏、嗳气、反酸及腹痛等消化道不适表现并不是慢性胃炎所特有的，胃部的其他疾病如早期胃癌、胃溃疡及胃部以外的疾病如慢性胆囊炎等也可以有类似表现。因此诊断慢性胃炎不能仅依靠症状，而是主要依靠胃镜和胃黏膜活检病理检查，另外还有胃液分析实验室检查、钡餐造影等。

31. 慢性浅表性胃炎的病理改变是什么？

慢性浅表性胃炎的病理改变如下。

（1）胃黏膜间质充血、水肿。

（2）表层上皮细胞变性、肿胀，胃小凹上皮的变性有轻有重，轻者远端细胞膜不整齐，膜的游离缘模糊，重者游离缘破碎，临近的上皮细胞互相融合。

（3）固有膜内炎症细胞浸润，以浆细胞、淋巴细胞为主的炎症细胞侵及黏膜层的 2/3 以上，但胃腺体正常，伴有或不伴有肠上皮化生。但是，胃黏膜通常不会发生萎缩。

32. 慢性萎缩性胃炎的病理改变是什么？

慢性萎缩性胃炎的病理改变如下。

（1）固有腺体萎缩，减少 1/3 以内者为轻度，减少 1/3～2/3 者为中度，减少 2/3 以上者为重度，只要病理活检显示固有腺体萎缩，即可诊断为萎缩性胃炎，但是局限于胃小凹区域的肠化生不算萎缩。

（2）黏膜肌层增厚。

（3）伴有或不伴有肠上皮化生或假幽门腺化生。

（4）固有膜炎症（可轻可重）。

（5）淋巴滤泡形成，需观察其周围区域的腺体情况以辅助判断。

但是，活检组织取检不当、组织包埋方向不当等因素均可能影响萎缩的判断，应综合多因素评估。

33. 如何判断活动性慢性胃炎？

判断活动性慢性胃炎，主要依据以下四个方面。

（1）浅表上皮发生变性坏死或增生，并出现合体样细胞。

（2）胃小凹增宽变形，甚至出现积脓现象。

（3）固有膜充血、水肿明显时，黏膜呈灯泡样或鼓槌状突起。

（4）常可见中性粒细胞浸润，轻度为黏膜固有层有少量中性粒细胞浸润；中度为中性粒细胞较多存在于黏膜层，可见于表面上皮细胞、胃小凹上皮细胞或腺管上皮内；重度为中性粒细胞较密集，或除中度所见外还可见胃小凹脓肿。

 34. 慢性浅表性胃炎在胃镜下有哪些表现？

胃镜下，慢性浅表性胃炎的表现如下。

（1）胃黏膜充血，色泽较红，充血的边缘模糊，常为局限性，有时为弥漫性。

（2）胃黏膜水肿，反光度增强。充血区和水肿区共存，形成红白相间，且以充血的红色为主。

（3）胃黏膜表面附着黏稠的灰白色或淡黄色黏液斑。

（4）胃黏膜有出血点，胃镜碰触黏膜易引起出血。

（5）有时黏膜有小的糜烂，底部覆盖灰黄色苔，边缘有些充血。糜烂可分为三型，一是糜烂高于黏膜有隆起，覆盖暗褐色凝血或白苔；二是糜烂与黏膜水平，表面不光滑，有暗褐色或白色分泌物；三是糜烂低于黏膜，表面粗糙且容易出血。

 35. 慢性萎缩性胃炎在胃镜下有哪些表现？

慢性萎缩性胃炎胃镜下的表现如下。

（1）胃黏膜色泽变淡，呈淡红色、灰色、灰黄色或灰绿色，严重者呈灰白色，病变可为弥漫性，也可呈局限性斑块分布。如果黏膜变淡不均匀，留有一些橘红色黏膜，亦表现为红白相间，但以灰白色为主。

（2）胃黏膜变薄，皱襞变细，当胃内充气而膨胀时，可见少数细小黏膜皱襞。

（3）黏膜下血管显露，静脉呈蓝色，形状如树枝，有时可见到小动脉或毛细血管，呈红色。

（4）有时在萎缩的黏膜上有上皮细胞增生或明显肠化形成的细小颗粒，有时形成较大的结节。

（5）萎缩性黏膜易出血，也可出现糜烂。

（6）胃萎缩严重时，黏液量极少或无，称干胃。

36. 得了萎缩性胃炎，应该怎么办？

一旦得了萎缩性胃炎，不要恐慌，要对它有一个正确的认识，需要保持一个良好的心理状态。如果思想负担过重，引起体内神经和内分泌紊乱，反而会降低胃黏膜的抗病能力，加速胃炎的发展。若病人有明显的精神心理问题，可应用抗抑郁药或抗焦虑药等进行干预。

根据胃炎的具体情况和医生的意见，遵医嘱使用四联疗法、抑酸药、胃黏膜保护剂、促胃肠动力药等进行治疗。定期胃镜随诊，并在病变部位取活检做病理检查，发现早期癌变，及时处理，防患于未然。

日常注意健康饮食，一日三餐规律进食，不可暴饮暴食、饥一顿饱一顿，适当摄入新鲜水果、蔬菜等补充营养，少吃粗糙、辛辣、刺激性食物，避免长期大量饮酒。尽量少吸烟或不吸烟，少饮或不饮烈性酒，不轻易使用解热镇痛药或水杨酸类药物（如阿司匹林和吲哚美辛等）。因为这些因素或药物会降低胃黏膜的防御功能，加重胃炎。

37. 慢性萎缩性胃炎是否可以通过手术治疗？

一般不主张手术，通常通过药物治疗和生活方式的调整就可以缓解疾病进展。胃窦部重度萎缩性胃炎和肠化生也不是手术绝对指征，因为术后残胃也易发生慢性萎缩性胃炎、肠上皮化生和癌变，且手术也可能带来并发症、后遗症。如果病人出现恶性变等并发症，或药物治疗无法控制疾病进展，手术可能是一个选择，此时可行胃切除术、胃黏膜瓣修复术等，控制疾病进展。

38. 慢性萎缩性胃炎可以用哪些中成药进行治疗？

（1）疏肝理气、和胃止痛类中成药：有调和肝脾的作用，适用于肝气犯胃引起的胃脘疼痛、痛连两肋、胀满恶心等，常用药有气滞胃痛冲剂、舒肝止痛丸、沉香舒气丸、舒肝丸、加味左金丸等。

（2）健脾和胃、理气散寒止痛类中成药：有健脾益气、理气止痛、温胃散寒的作用，适用于脾胃不和、气滞虚弱、虚寒引起的胃脘疼痛、胀气、嗳气、乏力等症状。常用药：胃苏冲剂、胃气止痛丸、温胃舒、虚寒胃痛颗粒、人参健脾丸、香砂六君子丸、补中益气丸等。

（3）清热化湿、消食导滞类中成药：有清热化湿、消食导滞、调和脾胃的作用，适用于湿热、食积引起的胃脘疼痛、嗳腐吞酸等症状，常用药：木香顺气丸、三九胃泰颗粒、香连化滞丸、加味保和丸等。

（4）养阴和胃类中成药：有养阴生津、和胃止痛的作用，适用于阴血亏虚引起的胃脘隐痛、胃脘胀痛、口干唇干、大便干结、潮热盗汗等症状，常用药：养胃舒胶囊等。

（5）其他：如附子理中丸、四神丸等。

39. 患慢性萎缩性胃炎应如何注意饮食？

（1）饮食规律。做到定时定量，少量多餐，定时进餐，避免过饥过饱、暴饮暴食，避免零食和夜宵，进食时细嚼慢咽，饭后不要立刻躺下休息。

（2）调整食品的种类和口味。尽量选择营养价值高、细软、易消化的食物，如鸡蛋、豆浆、鱼、瘦肉等；选择含纤维少的蔬菜、水果，如嫩黄瓜、冬瓜、胡萝卜、苹果、桃、梨等。避免刺激性、酸性、产气性食物，如咖啡、酒、辣椒、橘子、啤酒、地瓜、生葱、生蒜等。少吃油炸食物、过硬的食物、不易消化的糯米类食物和甜点、糕饼等。

（3）适当控制调味品。食物不宜过酸、过甜或过咸，要清淡，避免辛辣、味道浓烈的调味品，如辣椒粉、芥末、咖喱粉、糖等。

（4）戒烟。因为香烟含有尼古丁，会刺激胃黏膜，引起黏膜下血管收缩和痉挛，导致胃黏膜缺血、缺氧，从而破坏胃黏膜。尼古丁还可松弛幽门括约肌，导致胃肠运动失调，胆汁及十二指肠液反流入胃。吸烟还会影响胃黏膜合成前列腺素，而前列腺素对保护胃黏膜的完整性起重要作用，前列腺素合成减少，会给胃黏膜的修复增加困难。

（5）注意烹调方法。食物必须切碎煮烂，可选用蒸、煮、烧、烩、焖等方法，不宜采用油炸、煎、爆炒、烟熏、腌制、醋熘、冷拌等方法加工食物。

（6）中重度A型萎缩性胃炎、胃黏膜萎缩明显的病人，可以进食适量山楂、苹果等，或饮用少许米醋，刺激胃酸分泌，提高胃酸浓度。

40. 慢性糜烂性胃炎在胃镜下有哪些表现？

慢性糜烂性胃炎也称疣状胃炎、痘疮性胃炎，特点是再发性或持续性胃多发性糜烂，好发于胃窦，其次是胃体下部，多散在分布，见于整个胃体，数目多少不一。胃镜下可见糜烂呈特征性的疣状，形象地说像肚脐眼样隆起，直径约 0.5 厘米，多数隆起的中央有凹陷糜烂，色淡红或覆有黄色薄膜。

 41. 慢性糜烂性胃炎的治疗方法有哪些？

慢性糜烂性胃炎有发展为胃溃疡的可能，如胃镜提示胃黏膜糜烂或症状明显，可用胃黏膜保护剂，如枸橼酸铋钾、硫糖铝等；如病人疼痛明显，除了选用胃黏膜保护剂，还可加抑酸药，如奥美拉唑、埃索美拉唑、雷尼替丁、法莫替丁等。

若要治疗幽门螺杆菌阳性的慢性糜烂性胃炎，可用三联疗法（1 种质子泵抑制剂＋2 种抗菌药）或四联疗法（1 种质子泵抑制剂＋2 种抗菌药＋1 种铋剂）。

（1）质子泵抑制剂（PPI）：埃索美拉唑、奥美拉唑、兰索拉唑、泮托拉唑等。

（2）抗菌药：阿莫西林、甲硝唑、四环素、克拉霉素等。

（3）铋剂：枸橼酸铋钾、果胶铋等。

具体应在医生或药师指导下，根据个人病情选择合适的药物，病人遵医嘱用药。

 42. 胆汁反流性胃炎在胃镜下有哪些表现？

胆汁反流性胃炎胃镜下见黏膜明显水肿、充血、粗糙、脆弱，胃黏膜表面较污浊，附有黄绿色的胆汁，黏液湖内含有大量胆汁（反流的胆汁与胃黏液混合形成黄色的黏液湖）。胃黏膜上有胆汁斑是胆汁反流的征象。幽门或吻合口周围有糜烂、溃疡等炎症表现。

43. 胆汁反流性胃炎的治疗方法有哪些？

轻者，可通过药物治疗、改善生活习惯等缓解症状；重者或药物治疗失败者，可能需要手术治疗。

（1）药物治疗：①常用促胃肠动力剂，如甲氧氯普胺、多潘立酮、西沙必利、莫沙必利等，可以促进胃肠道蠕动，减少胆汁反流在胃内的留存时间；②一般常加用一种胃黏膜保护剂，如枸橼酸铋钾、硫糖铝、替普瑞酮等，可以在胃黏膜表面形成保护层，避免胆汁对胃黏膜的进一步伤害，促进胃黏膜修复；③考来烯胺可络合反流到胃内的胆盐，加速其排出，防止胆汁酸破坏胃黏膜；④还可加用奥美拉唑、泮托拉唑等抑酸药，减少胆汁对胃黏膜的损伤；⑤若有幽门螺杆菌感染，应用四联疗法进行治疗。

（2）手术治疗：胃次全切除 Roux-en-Y 空肠吻合术、Henley 空肠袢替换术等。

44. 患慢性胃炎时有什么查体发现？

慢性胃炎多无明显体征，有时有上腹部轻压痛、反跳痛，胃体部胃炎重时可有舌炎、贫血、消瘦等。

45. 除了胃镜，慢性胃炎还有可能需要做哪些检查？

（1）胃液分泌功能检查：胃酸由壁细胞分泌，浅表性胃炎时，胃酸分泌正常或轻度降低，有时也可增高；萎缩性胃炎病变局限时，胃酸正常或低酸；胃萎缩时，由于壁细胞几乎全部消失，无胃酸分泌，胃液分泌量也极少，甚至在给以大剂量组胺或五肽胃泌素刺激后，亦不见胃液和胃酸分泌。胃液 pH 不低于 7.0 称为无胃酸，不低于 3.5 称为低胃液。

（2）胃蛋白酶原测定：胃蛋白酶原由主细胞分泌，反映主细胞的数量。一般可以检测胃液、血浆、24 小时尿液中胃蛋白酶原含量。胃蛋白酶原与胃酸分泌呈正相关，浅表性胃炎时胃蛋白酶原分泌量正常，或见轻微降低；萎缩性胃炎胃蛋白酶原分泌量常减少。血清胃蛋白酶原 I 和胃蛋白酶原 II 的比值在中、重度胃体萎缩性胃炎时常降低。

（3）胃肠 X 线钡餐检查：是检查胃肠道病变的常用方法。气钡双重对比造影，可将胃肠的黏膜显示得很清楚，在 X 射线的照射下显示胃肠道有无病变，对胃炎诊断有了突破性进展。胃黏膜萎缩时，胃皱襞相对平坦、减少。胃窦胃炎时可见胃窦部黏膜呈锯齿状，胃窦痉挛。

（4）血清胃泌素测定：血清胃泌素由胃窦部 G 细胞分泌，可刺激壁细胞分泌盐酸，正常值 30～120 纳克/升（放射免疫法）。慢性浅表性胃炎者，血清胃泌素水平正常；胃窦部萎缩者，多低于正常；胃体萎缩明显者，血清胃泌素明显升高，可达 500 纳克/升以上，但胃酸是缺乏的。

（5）幽门螺杆菌检测：包括尿素呼气试验、血清幽门螺杆菌抗体测定、尿素酶试验、胃黏膜组织切片染色等。胃炎病人胃内多受幽门螺杆菌感染，检测多呈阳性。

（6）自身抗体检测：壁细胞自身抗体（PCA）在胃体萎缩性胃炎中呈阳性；内因子（IFA）与胃酸分泌有关，如胃液中检测到内因子抗体，对诊断恶性贫血帮助大。

（7）血清维生素 B_{12} 检测：可检测血清维生素 B_{12} 的浓度与维生素

B_{12}吸收试验。①血清维生素 B_{12} 浓度测定：维生素 B_{12} 吸收有赖于内因子，胃体萎缩性胃炎时因内因子生成减少或缺如，维生素 B_{12} 吸收障碍而致血清维生素 B_{12} 含量降低。以放射免疫法检测，正常人空腹血清维生素 B_{12} 浓度为 300～900 纳克/升，<200 纳克/升提示维生素 B_{12} 吸收不良。②维生素 B_{12} 吸收试验：能检测维生素 B_{12} 在末端回肠吸收情况，以 ^{57}Co 和 ^{58}Co 标记的氰钴素放在胶囊内同时口服，^{57}Co-氰钴素胶囊内加有内因子。口服后收集 24 小时尿液，分别测 ^{57}Co 和 ^{58}Co 的排出率。正常人二者排出率均大于 10%，恶性贫血病人因缺乏内因子，^{57}Co 的排出率正常，^{58}Co 的排出率低于 10%。但是，有些恶性贫血病人由于胃肠液中含有内因子结合抗体，^{57}Co 的排出率也低。^{57}Co 和 ^{58}Co 的排出率均降低见于回盲部疾病和严重肾功能障碍。

（8）病理检查：包括胃黏膜病变部位、病变特征等，可辅助慢性胃炎的分型诊断。

46. X 线检查有助于慢性胃炎的诊断吗？

胃 X 线检查通常采用两种方法：单纯钡餐检查和气钡双重对比造影。一般来说，后者优于前者。

所谓气钡双重对比造影，是指让病人先喝钡剂观察胃的情况，然后，嘱病人服用一定剂量的发泡剂，使胃腔内充气，再次观察胃腔内情况，经过此两种情况对比，对胃进行检查。

慢性浅表性胃炎 X 线钡餐下表现为胃黏膜纹增粗、迂曲，呈锯齿状，胃窦部出现激惹征。慢性萎缩性胃炎可见黏膜皱襞细小或消失，张力减低，胃窦部黏膜呈异常皱襞、锯齿状边缘或切迹，以及胃小区异常改变。由于慢性胃炎的病变在黏膜层，以上的征象都不十分具有特异性，且不是直接观察病变，所以 X 线检查对慢性胃炎的诊断意义不大。

不过，X 线是一种非侵入性无痛检查，对比胃镜，病人依从性更高。X 线检查可以从整体上看病变部位、大小及其与整个胃的对比关系。目前 X 线钡餐尤其是气钡双重对比造影，是检查胃癌及防癌普查的一项重要手段。

47. B 超、CT 能辅助诊断慢性胃炎吗？

B 超是根据超声波在人体内引起反射、折射、吸收和衰减来检测人体脏器；CT 则是根据因人体脏器的密度不同而使 X 线的透过率不同来检测脏器。

B 超、CT 检测实质性脏器、腹腔占位病变效果较好，而对空腔脏器则帮助不大。慢性胃炎病变在黏膜表层，而无密度及形态方面改变，B 超、CT 难于观察到，所以目前诊断慢性胃炎通常通过胃镜检查、钡餐检查等，而 B 超、CT 尚不能诊断慢性胃炎。

48. 慢性胃炎的活组织检查有哪些特点？

（1）浅表性胃炎：活检多显示黏膜浅表层有淋巴细胞、浆细胞等炎症细胞浸润，腺体是完整的，偶尔可以见到肠上皮样细胞（即肠上皮化生）。

（2）萎缩性胃炎：活检可见典型的胃固有腺体减少、不同程度的炎症细胞浸润，除了见到肠上皮样细胞外，在胃体有时还可见到胃窦的黏膜。但是，一切引起黏膜损伤的病理过程均可造成腺体减少，如在溃疡边缘处取的活组织检查，不一定就是萎缩性胃炎，应注意辨析。

49. 慢性胃炎的活检结果与其临床症状有什么关系吗？

二者之间没有明显联系，一般胃黏膜炎症较重时，病人症状也较重，但重度萎缩性胃炎因胃酸缺乏，症状反而较轻。许多老年人症状也没有年轻人那么重。不能靠临床症状推测慢性胃炎活检结果。

50. 如何对因治疗慢性胃炎？

（1）由长期慢性炎症导致的慢性胃炎：应消除鼻、咽部慢性感染灶，积极治疗原发病。慢性支气管炎病人不要将痰咽下。

（2）由烟酒、药物等引起的慢性胃炎：应戒烟酒，停止服用阿司匹林等非甾体抗炎药。

（3）由胆汁反流引起的慢性胃炎：胆汁反流明显者尤其应戒烟，并可服用考来烯胺（消胆胺）或氢氧化铝凝胶等药物，保护胃黏膜，改善胃动力。

（4）由幽门螺杆菌感染引起的慢性胃炎：可以应用四联疗法（1种质子泵抑制剂+2种抗菌药+1种铋剂），疗程为10～14天，复查胃黏膜幽门螺杆菌。

（5）由胃黏膜营养因子缺乏因子的慢性胃炎：补充维生素，恶性贫血者终生注射维生素 B_{12}。

51. 如何处理无症状或症状很轻微的慢性胃炎？

有医生认为，无症状或症状很轻微的慢性胃炎可以不用治疗。因为每天我们都要进食，吞入各种细菌，对胃黏膜都有一定刺激和轻微损伤，正常人体处于这种损伤和修复的动态平衡中。

如果无症状或症状很轻微的慢性胃炎没有影响正常生活，可以不用治疗，主要通过改变饮食和生活习惯来调理，如规律饮食，食物多样化以补充营养物质，少吃熏制、腌制、富含硝酸盐和亚硝酸盐的食物，避免粗糙、辛辣食物，避免长期大量饮酒，戒烟以及保持一个良好的心态、睡眠充足、不要熬夜等。

52. 有哪些药物可以治疗慢性胃炎？

（1）消除幽门螺杆菌：四联疗法，包括 1 种质子泵抑制剂+2 种抗菌药+1 种铋剂。质子泵抑制剂有奥美拉唑、兰索拉唑、泮托拉唑、埃索美拉唑等；抗菌药有克拉霉素、阿莫西林、甲硝唑、呋喃唑酮等；铋剂有枸橼酸铋钾、果胶铋等。

（2）解痉：腹痛时可用阿托品类制剂如消旋山莨菪碱（654-2）、溴丙胺太林（普鲁本辛）等，H_2 受体拮抗剂和碱性药物可降低胃内 H^+ 浓度，减轻 H^+ 的反弥散并促进胃泌素释放（胃泌素可以营养胃黏膜），加快其炎症修复。对缓解症状也有效。

（3）增强胃黏膜的屏障功能：胃黏膜保护剂如硫糖铝、麦滋林-S、甘珀酸（生胃酮）、前列腺素 E 等。

（4）止吐：有呕吐或胃排空延迟者可口服胃动力药物，如西沙必利、多潘立酮、莫沙必利等药物，促进胃肠蠕动。

（5）抑酸药：降低胃内 H^+ 浓度，促进促胃液素分泌，抑制胃酸分泌，保护胃黏膜，包括质子泵抑制剂和 H_2 受体拮抗剂，如西咪替丁、法莫替丁、雷尼替丁等。

（6）补充必要物质：低胃酸者，可口服胃蛋白酶合剂、胰酶片等；缺铁性贫血者可用硫酸亚铁、右旋糖酐铁等补充铁；有恶性贫血者肌内注射维生素 B_{12}；老年病人，可适当补充维生素 B_2、维生素 B_6、维生素 C 和微量元素如锌、硒等。

（7）中药：如香砂养胃丸、保和丸等。

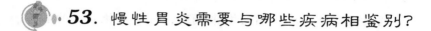

53. 慢性胃炎需要与哪些疾病相鉴别？

早期胃癌、胃息肉有时临床表现与慢性胃炎相似，都有食欲缺乏、上腹不适等症状，只有经胃镜并取可疑部位黏膜活检才能鉴别；慢性胃炎有时可表现为消化性溃疡症状，如上腹痛等，也需要通过胃镜或 X 线钡餐鉴别；慢性胃炎与慢性胆道疾病都可能有腹胀、嗳气等症状，可通过胆囊造影、超声检查等进行鉴别；肝炎、肝癌、胰腺疾病等也可出现与慢性胃炎类似的食欲缺乏、消化不良等症状，可以通过实验室检查、超声等进行鉴别。

54. 以上腹痛为主的慢性胃炎应与哪些疾病

进行鉴别？

许多疾病可以引起上腹痛，以上腹痛为主的慢性胃炎要与以下这些疾病相鉴别。

（1）胃及十二指肠溃疡：上腹痛有规律性、周期性，隐隐作痛。胃溃疡多在餐后出现腹痛，十二指肠球部溃疡腹痛多发生在空腹饥饿时，并常伴有反酸、烧心。

（2）胃癌：上腹痛无规律，开始为上腹不适，膨胀、沉重感。按胃炎治疗，病人症状也可暂时缓解，并常有食欲缺乏、贫血、消瘦、乏力等症状。

（3）胰腺炎及胰腺肿瘤：腹痛为持续性，并逐渐加重，常有后背牵涉痛。上腹痛在平卧位时加重，坐位或髋关节屈曲时则缓解或减轻。

（4）胆囊炎、胆石症：常在脂肪餐和饱餐之后发生上腹痛，为持续性隐痛，阵发性加剧。常伴有黄疸及转氨酶升高。

（5）肝炎、肝癌：常为右季肋区胀痛。左叶肝癌可引起剑突下疼痛。

（6）胃结石：除了上腹痛外，还可在胃区触及光滑可移动的硬块。

（7）功能性消化不良：也会出现腹胀、嗳气、反酸等表现。

为明确诊断，建议做胃镜检查以明确病因，还可进行幽门螺杆菌检查等。胆囊炎、胆石症的病人可做肝、胆、脾、胰彩超以明确诊断。确诊后，根据不同疾病、不同病因进行对应的治疗。

55. 慢性胃炎病人在日常生活中应注意什么？

（1）注意适当的休息、锻炼，保持生活规律。生活不规律，工作过于劳累，精神高度紧张，睡眠不足，是慢性胃炎发生的重要原因。

（2）保持精神愉快，乐观。精神抑郁、低沉，顾虑重重，往往会引起或加重各类胃炎。当同家人、同事发生争吵时，人的各种消化腺分泌减少，胃肠蠕动减弱，食物不易完全被消化而产生腹胀不适等症状，若胃肠活动发生障碍，则出现腹痛。所以，进餐时注意力应放在食物上，不要谈不愉快的事情，不要在吃饭时训导孩子。

（3）饮食健康：慢性胃炎病人，要避免暴饮暴食、酗酒、过多饮用咖啡，注意凉拌菜等摄入食品的卫生；养成细嚼慢咽的习惯，定时定量；避免偏食，适当补充水果、牛奶。但若有腹胀，应减少豆制品等容易产气的食物；少吃熏制、腌制等富含硝酸盐和亚硝酸盐的食物。需要指出的是，统计资料表明，长期不吃早饭者易患胃炎，且空腹工作，易产生身体疲劳，影响工作效率，故大家要重视早餐。

（4）避免长期、大量服用引起损伤胃黏膜的药物（如阿司匹林等）。

（5）幽门螺杆菌感染者家庭可采用分餐制，减少幽门螺杆菌感染机会。

56. 慢性胃炎病人应如何注意饮食？

慢性胃炎病人要避免饮用或食用咖啡、浓茶、酒精、辣椒等刺激性食物，少吃熏制、腌制等富含硝酸盐或亚硝酸盐的食物，以汤类、粥类等软糯易消化的饮食为主，一日三餐规律进食，不暴饮暴食。

（1）慢性浅表性胃炎病人：①注意饮食规律，定时定量，避免暴饮暴食。胃的活动是有规律的，如饮食不规律，将导致胃活动不协调。②避免各种刺激性食物，如烈性酒、生蒜、生葱、芥末、浓咖啡、浓茶等，同时避免过硬、过酸、过辣、过咸、过热、过分粗糙的食物。③病人应以易消化的软饭为主，多吃豆腐、胡萝卜等含植物蛋白及维生素丰富的食物。

（2）慢性萎缩性胃炎病人：①萎缩性胃炎，应少吃盐渍、烟熏、反复煎炸及不新鲜食物，多吃新鲜蔬菜和水果。②中、重度萎缩性胃炎，因胃黏膜明显萎缩，常有胃酸缺乏。而胃酸对人体有重要作用，能激活胃蛋白酶，协助食物消化，还可促进铁、维生素 B_{12} 的吸收。故病人宜食含蛋白质丰富而脂肪低的食物（如肉类、鱼类、豆制品等），以及山楂、橘子、苹果等可以刺激胃酸分泌的食物。进食时还可以服用少许醋以助消化。③无明显症状的萎缩性胃炎病人，可少量饮酒，以增加胃的血液供应，具体量应咨询医生。

57. 慢性胃炎的预后情况怎么样？

慢性胃炎预后一般良好，多数浅表性胃炎可转为正常，部分可演变为萎缩性胃炎，少数慢性萎缩性胃炎会发生癌变。因此对慢性萎缩性胃炎伴肠化生病人，应每年做一次胃镜，对伴中度不典型增生者，应3~6个月复查一次胃镜。有胃癌家族史、摄入食物单一、常食熏制、腌制等富含硝酸盐和亚硝酸盐食物的病人，出现萎缩性胃炎、肠化生、异型增生时，应注意其向胃癌进展的可能性，应遵医嘱定期复查，以及时发现，及时治疗。

58. 慢性胃炎与胃癌有什么关系吗？

医生们发现，在胃癌手术及尸检的胃标本中，大多数胃黏膜都有炎症，而且在胃癌发生前病人常发现无胃酸，所以多数医生与病理学家认为胃癌与胃炎有关。

1990 年世界胃肠病学会大会报道，慢性胃窦炎伴严重萎缩者发生胃癌的十年累积危险率为 4%～30%，慢性胃体炎伴严重萎缩者为 1%～9%，而正常胃黏膜则<1%，说明慢性胃炎，尤其是胃窦萎缩性胃炎与胃癌关系密切。胃体为主的胃炎，尤其伴有胃黏膜萎缩，胃酸分泌减少，胃癌发生风险增加。

随着对胃癌的深入研究，已经证明慢性萎缩性胃炎的胃黏膜肠化生，少数出现上皮内瘤变，经历长期演变后可移行为癌组织，进一步证实胃炎与胃癌关系密切。不过低级别上皮内瘤变有些可逆转而不会恶变为胃癌。

还有研究发现，胃癌高发区慢性萎缩性胃炎的患病率高于胃癌低发区，慢性胃炎病人的胃癌、结直肠肿瘤、胰腺癌患病率较正常人增高。这说明慢性萎缩性胃炎与胃癌的发病呈正相关。

59. 萎缩性胃炎是怎么回事？

萎缩性胃炎是由于胃黏膜表面反复损伤后导致的黏膜腺体萎缩、消失，黏膜肌层增厚、胃黏膜不同程度变薄的病理状态。常伴有肠化生、炎症反应和不典型增生。

胃镜下肉眼可见：①胃黏膜色泽异常，呈淡红色、灰色、灰白色等；②黏膜变薄，皱襞变细；③正常情况下看不到的血管这时也可以看见，静脉呈蓝色树枝状，小动脉或毛细血管呈红色。

从病理角度看，除一般的炎症表现外，还可看到两种重要变化：①分泌胃液的腺体和细胞（分泌胃酸的壁细胞和分泌胃蛋白酶的主细胞）减少或消失，黏液极少；②一些肠腺出现在胃黏膜中，代替了原有的胃腺，即肠化生，有因其产生的小颗粒或结节。这些病变可以是局部的或也可能是广泛分布的。

萎缩性胃炎的病因有幽门螺杆菌感染、胆汁反流、长期接触导致胃黏膜损伤的因素（如非甾体抗炎药、酒精等），多发于老年人，发病率随年龄增长而逐步增加，有人统计，年龄每增长 10 岁，其平均递增率为 14%。

60. 萎缩性胃炎会不会癌变？

根据流行病学调查，确有一些萎缩性胃炎会发生癌变，并且萎缩性胃炎发生癌变的概率比正常人和其他胃炎高。这是萎缩性胃炎让人忧虑的一个重要原因。

不过，胃黏膜从正常发展到癌变的一系列变化一般需要 10~20 年的时间，即使从萎缩性胃炎到胃癌，也要有一个逐渐演变过程，而且，有时在演变过程中会出现一些中间阶段，如"不完全型肠化生"和"异型增生"等。"异型增生"又称为"不典型增生"，是胃黏膜上皮和腺体的一种偏离正常方向的分化，其细胞结构介于正常细胞和肿瘤细胞之间，按细胞的异化程度分为轻、中和重度不典型增生，而重度不典型增生与癌细胞较难区分。

因此，对于胃镜检查发现有中度以上的肠化生和不典型增生的病人，应定期（6 个月或 1 年左右）胃镜追踪观察，并取活检做病理检查，以便发现早期癌变予以治疗。

萎缩性胃炎的进展与演变受多种因素的影响，如反复或持续的幽门螺杆菌感染、不良饮食习惯、长期饮酒、缺乏新鲜蔬菜水果，以及经常食用腌制、熏烤、油炸快餐食物等。可做好对应治疗与预防，降低癌变风险。

61. 肠化生会有很严重的病情进展后果吗？

在萎缩性胃炎中，胃黏膜在萎缩的基础上常出现肠化生（简称"肠化"），即由具有肠上皮和肠腺特征的细胞来代替原有的胃黏膜上皮和腺体。在胃黏膜中，肠化生可以肠腺小岛的形式存在。有人认为肠化生可能是胚胎残余成分的存留。人们还发现肠化生与某些类型的胃癌有关。因为肠化生的上皮具有吸收能力，能吸收脂类，而黄曲霉毒素和其他多环芳香碳氢化合物等致癌物质有脂溶性，可被吸收进胃内，若此类物质不能被迅速转运走，而是在胃内局部长时间滞留可导致癌症。

近年来的研究逐渐阐明，并不是所有的肠化生都和胃癌有关，只有具有硫酸黏液的不完全型肠化生才有恶变的可能。如果发现重度的萎缩性胃炎伴有这种类型的肠化生时，需定期做胃镜检查。

62. 各种胃炎的病情发展会怎样？

这是广大胃炎病人普遍关心的一个问题。由于各种胃炎的病理改变不同，其发展结果也不一样。

（1）慢性浅表性胃炎：临床上多见。胃黏膜病变较轻，其症状可轻可重。轻者仅有上腹不适感，重者出现腹痛、腹胀、恶心和呕吐。去除胃炎诱因，临床症状大多可以缓解，有少数症状明显的病人需用药物治疗。慢性浅表性胃炎可治愈，但也有少数人可发展成为萎缩性胃炎，但一般不会癌变。

（2）糜烂性胃炎：它常常是在慢性浅表性胃炎基础上发生的一种胃黏膜急性炎症改变，可因服用阿司匹林、保泰松、吲哚美辛（消炎痛）等药物，或酗酒、休克等引起。病人可有出血和较严重的上腹痛，经胃黏膜保护剂和抗酸药治疗，大部分病人可治愈，少数病人可发展为胃溃疡。

（3）胆汁反流性胃炎：胆汁反流入胃，破坏了胃黏膜屏障而引起。多发生于胃大部切除，胃空肠吻合的病人。此种胃炎只要消除胆汁反流就可以治愈。

（4）慢性萎缩性胃炎：受多种因素影响。反复或持续幽门螺杆菌感染、不良饮食习惯、吸烟、长期饮酒等均可能加重胃黏膜萎缩。合并肠化生时，少数可出现上皮内瘤变，进一步可发展为胃癌，应定期进行内镜和组织病理学随访检查。

63. 免疫因素和胃炎有什么关系？

多年的医学研究发现，免疫因素与胃炎关系密切。自身免疫性胃炎是一种自身免疫功能异常所致的胃炎，主要与萎缩性胃炎有关。有人把萎缩性胃炎分为 2 种：A 型和 B 型。①A 型萎缩性胃炎：主要病变在胃体黏膜，胃窦黏膜往往正常，这类病人的血清中常能检测出壁细胞抗体和内因子抗体。②B 型萎缩性胃炎：病变主要在胃窦，胃体黏膜正常或仅有散在的局限性病变，这类病人的血清中可存在胃泌素分泌细胞抗体，它是对胃泌素细胞胞质的自身抗体。

一般认为免疫因素与胃炎的关系为：先发生胃黏膜损伤，再发生一系列免疫反应。外源性或内源性的损伤因素破坏胃黏膜，使壁细胞抗原释放，刺激免疫细胞引起迟发型细胞免疫反应，造成胃黏膜慢性炎症，继而通过体液免疫，产生壁细胞抗体（PCA），壁细胞抗原和抗体形成的免疫复合物在补体参与下破坏壁细胞。

64. 胆汁反流能引起胃炎吗？

答案是肯定的。慢性胃炎病人做胃镜检查时，常可发现黏液池中有黄绿色胆汁，且幽门开放时可见胆汁逆流甚至向胃内喷射，说明胃炎与胆汁反流有密切关系。

正常情况下，胆汁由肝脏产生，部分胆汁通过胆管进入十二指肠、部分胆汁储存在胆囊内（胆囊收缩时，胆囊内的胆汁也会经胆管进入十二指肠。胆汁在十二指肠内与食物混合，帮助脂肪类食物的消化、吸收。

胆汁反流，其实是混合有胆汁的十二指肠液反流，胆汁进入十二指肠后逆向经幽门进入胃。十二指肠液中的胆酸、胰酶和卵磷脂等可破坏胃黏膜屏障。胆酸可溶解胃中的黏液及破坏黏膜表面；胆汁能激活卵磷脂酶 A，使卵磷脂变为溶血卵磷脂而破坏细胞膜；当碱性的十二指肠液与酸性的胃液中和，pH 接近中性时，使胰酶激活引起胃黏膜损伤。胆汁反流导致胃黏膜受损，从而出现炎症、糜烂、溃疡等，引起胆汁反流性胃炎。

65. 吸烟会对胃炎产生影响吗？

临床药物观察表明：服用同一种药物治疗慢性胃炎，吸烟组的腹痛、腹胀症状缓解所需时间比非吸烟组长，治疗时间亦长。

经研究，香烟中的主要成分之一的尼古丁，能作用于迷走神经系统，使幽门括约肌松弛，胆囊收缩，致碱性的胆汁易于反流入胃而破坏胃黏膜。同时，尼古丁可促使胃窦部细胞分泌胃泌素增多，抑制胃前列腺素合成，使胃黏膜分泌胃酸增多，从而加重胃黏膜的损伤。

总之，吸烟能加重胃炎的病情。慢性胃炎病人，尤其是有较明显的腹痛、腹胀症状处于活动期的病人，应戒烟，以利于胃炎恢复。

66. 饮酒会对胃炎产生影响吗？

酒精对胃有两方面的作用，一方面，酒精吸收后，可使胃黏膜血流量增加，促进胃黏膜上皮细胞分泌，有利于黏膜的修复。另一方面，酒精能直接破坏胃黏膜屏障，使胃内的氢离子反向弥散进入胃黏膜，引起胃黏膜充血、水肿、糜烂，以高浓度酒精明显。酒精还可引起血管内皮损伤，出现黏膜下出血、血管扩张等，引起胃黏膜损伤。血管内皮损伤加上胃黏膜屏障受损，会导致胃黏膜局部损伤加重。

所以，少量地饮低度酒，如啤酒、黄酒，可能对慢性胃炎有益；而大量饮酒或酗酒，对胃炎绝无好处。伴有上腹痛、腹胀、出血、食欲缺乏的活动性胃炎病人，应避免饮酒。

 67. 有哪些中药可以治疗胃炎？

部分中药对胃黏膜有保护作用，可协调胃肠运动，如木香、香附等理气药可改善胃肠动力，白芍、陈皮、砂仁等有解痉作用，厚朴、麻子仁等可增强胃肠蠕动。

（1）香砂养胃丸：本药主要成分为木香、砂仁、枳实、茯苓、豆蔻仁、香附、白术、厚朴等，可健脾和胃、理气止痛，具有温中和胃的功效，用于胃阳不足、湿阻气滞所致的胃痛、痞满，缓解纳差、乏力、上腹痛、腹胀、呃逆、嗳气等症状。每次 9 克，每日 2 次，温开水送服。

（2）保和丸：本药主要成分为山楂、六神曲、法半夏、连翘、茯苓、陈皮等，有消食、导滞、和胃的功效，可缓解腹胀、嗳气、反酸等症状。水丸每次 6~9 克，每日 2 次，小儿酌减。

（3）舒肝丸：本药主要成分为厚朴、木香、砂仁、枳壳、沉香，有舒肝和胃、理气止痛的功效，可用于治疗两胁胀痛、腹胀、嗳气、恶心、反酸的胃炎病人。大蜜丸每次服 1 丸，小蜜丸每次 6 克，水蜜丸每次 4 克，水丸每次 2.3 克，每日 2~3 次。

（4）香砂平胃丸：本药主要成分为苍术、陈皮、厚朴、砂仁、木香、甘草，有健脾燥湿的功效，可用于缓解胃脘胀痛。口服每次 1 瓶，每日 1~2 次。

（5）木香顺气丸：本药主要成分为木香、砂仁、陈皮、厚朴、苍术、枳壳等，有行气化湿、健脾和胃的功效，可用于脾胃不和所致的脘腹胀痛、恶心、呕吐、嗳气等。口服每次 6~9 克，每日 2~3 次。

（6）胃苏颗粒：本药主要成分为紫苏梗、香附、陈皮、佛手、枳壳、炒鸡内金等，有理气消胀、和胃止痛的功效，可用于气滞型胃脘痛，缓解胃脘胀痛、胸闷食少、排便不畅、情绪郁怒则加重的胃炎。

68. 中药治疗慢性胃炎的作用机制是什么？

中药治疗慢性胃炎颇有疗效，可以减轻临床症状。研究显示，中药治疗慢性胃炎的作用机制主要有以下四点。

（1）中药对胃黏膜有保护作用。中药可以通过增强胃黏膜的"保护因子"，抑制胃黏膜的"攻击因子"，增加胃黏膜前列腺素 E_2，降低胃蛋白酶活性，对阿司匹林引起的胃炎有保护作用。

（2）中药对胃肠运动有协调作用。研究显示，木香、香附等理气药可改善胃肠动力，白芍、陈皮、砂仁等对胃肠有解痉作用，大黄、芒硝、麻子仁、厚朴等可增强胃肠蠕动。

（3）中药有抗氧化作用。炎症介质中的自由基与慢性胃炎有密切关系，也是急性胃黏膜损伤发生中的一个致病因素。研究显示，人参总皂苷可抑制多种因素引起的脂质过氧化反应，能有效清除 O^{2-} 和 OH^{-} 自由基。三七总苷与人参在抗氧化方面有相似的作用。吴茱萸、党参、麦冬、枸杞子、白芍、丹参、何首乌等中药的生物活性和抗氧化作用逐渐被认识，对防治慢性胃炎有一定的积极作用。

（4）中药对胃黏膜血流量有一定的影响。黄芪、党参、炒白术、怀山药具有改善组织微循环的作用；三棱、莪术、红花、丹参、蒲黄、元胡、赤芍等活血药能改善微循环，尤其对慢性胃炎久病气虚无力者效果较好。

69. 是否可以用消炎药治疗胃炎？

所谓消炎药，一般是指抗生素，用于抗细菌感染。而胃炎，尤其是常见的慢性胃炎，并非细菌感染所致。因此，在治疗上一般不用抗生素，而多用胃黏膜保护剂。但近年来发现，幽门螺杆菌与胃炎的发生和发展有一定关系，因此临床上一旦发现慢性胃炎的病人伴有幽门螺杆菌感染，就要用四联疗法（1 种质子泵抑制剂+2 种抗菌药+1 种铋剂）治疗。常用的抗菌药有阿莫西林（羟氨苄青霉素）、甲硝唑、四环素、克拉霉素、呋喃唑酮等。

70. 胃炎病人应禁用或慎用哪些药物？

慢性胃炎活动期病人应慎用或禁用下列药物。

（1）水杨酸类：阿司匹林、水杨酸钠等。

（2）乙酸类：双氯芬酸钠、吲哚美辛等。

（3）丙酸类：布洛芬、萘普生等。

（4）苯胺类：对乙酰氨基酚（扑热息痛）、非那西丁等。

（5）昔康类：吡罗昔康等。

（6）吡唑酮类：保泰松、氨基比林等。

（7）抗血小板药物：氯吡格雷等。

（8）糖皮质激素：泼尼松、地塞米松、可的松等。

（9）其他：四环素、吗啡等。

具体应先咨询医生或药师，遵医嘱用药。

71. 什么是铋剂？

铋剂常指枸橼酸铋钾、果胶铋和次水杨酸铋等含有铋的一类药物。本类药口服后在胃酸作用下，能与氨基酸碱基络合形成铋盐和黏性凝结物，覆盖在胃部溃疡表面，形成保护层，增强屏障作用，促进溃疡愈合，另外还可进入幽门螺杆菌（Hp）菌体，直接杀灭 Hp，用于根除 Hp 的治疗。

需要注意的是，抑酸药可降低该药效用，而且铋剂会与四环素、华法林等有药物相互作用，选择联用药物时应注意，也不要与牛奶同用。虽然铋剂在临床应用效果较好，但有金属铋毒性、肝肾损伤等不良反应，有铋性脑病、过量铋剂引起肾衰竭等报道。

72. 不典型增生是怎么回事？

不典型增生又称异型增生、上皮内瘤变，是胃黏膜细胞在再生过程中过度增生，导致出现细胞的异型和腺体的结构紊乱。不典型增生常见于萎缩性胃炎病人，是介于单纯性增生与肿瘤性增生之间的一种癌前病变，是最重要的胃癌癌前病变。

镜下表现如下：①上皮细胞呈低柱状或立方状，胞核变为圆形、卵圆形或杆状，核大深染，可呈分裂象；②细胞排列紧密或呈复层结构，胞核从基底部移向游离端；③胞质内分泌空泡减少，甚至消失，化生的肠腺杯状细胞减少或消失；④重者胞核出现异型性，大小不等，可见明显核仁、核分裂象；⑤腺体大小形状不等，结构不规则，可见背靠背及共壁现象。

不典型增生分为轻度、中度和重度。轻度不典型增生具备上述①~③条，可逆转为正常；重度者具备上述④⑤两条；中度介于轻度与重度之间，应随访胃镜和活检。

无论是否发生肠化生，黏膜均可能出现不典型增生。除了慢性胃炎，胃糜烂、胃溃疡等也可见不典型增生。

73. 恶性贫血是怎么回事？

恶性贫血是由于内因子（胃体部壁细胞所分泌的一种糖蛋白）缺乏所致的维生素 B_{12} 缺乏的贫血。多见于北欧民族，在我国相对少见。

现在已经知道，维生素 B_{12} 是人体合成重要的遗传物质——脱氧核糖核酸（DNA）过程中的一个重要辅酶。人类维生素 B_{12} 来源完全依靠食物，如动物的肝、肾、心、肌肉等组织及禽蛋、乳及乳制品，均含有丰富的维生素 B_{12}，蔬菜中含量极少。食物在胃内消化时，维生素 B_{12} 被释放，并且与内因子结合，一方面可以防止维生素 B_{12} 的破坏，另一方面促进了它的吸收。正常人，食物中70%的维生素 B_{12} 能被吸收，但当内因子缺乏时，其吸收不到2%，长期可导致维生素 B_{12} 缺乏。维生素 B_{12} 缺乏使幼红细胞 DNA 合成受影响，引起贫血，并且出现四肢发麻、乏力、健忘、易激惹等神经系统症状。

74. 恶性贫血的临床表现有哪些？

恶性贫血病人常有全身软弱无力、神情淡漠、心慌、头晕、耳鸣等一般贫血的症状，部分病人可以有轻度黄疸。有的病人有典型的神经系统不适，如四肢发麻、软弱无力，站立和行路不稳等，有时还有健忘、脾气急躁及精神失常。还可能出现牛肉舌，即舌面无苔、舌质绛红，伴有舌痛、舌肿胀、味觉消失等。严重可有视力下降、大小便失禁等。

75. 恶性贫血的治疗方法有哪些？

恶性贫血的治疗以去除病因、补充维生素 B_{12} 为主。

可以口服维生素 B_{12} 片剂，胃肠道吸收障碍者可肌内注射维生素 B_{12}，恶性贫血病人常需终身用药。治疗过程中应注意纠正合并的缺铁性贫血和叶酸缺乏引起的贫血，补充维生素 B_{12} 的同时注意补铁和补充叶酸，可通过肌内注射右旋糖酐铁、四氢叶酸钙等补充。

消化性溃疡

 76. 十二指肠的解剖结构是什么？

　　十二指肠在胃和空肠的中间，是小肠中长度最短、管径最大、位置最深、最为固定的部分，因为相当于十二个横指并列的长度而得名，全长约 25 厘米。

　　十二指肠整体呈 C 形，分为上部、降部、水平部和升部。上部自胃的幽门起，至肝门下方、胆囊颈的后下方，急转向下，移行为降部，上部与降部形成的弯曲为十二指肠上曲。上部与幽门连接的一段肠管为十二指肠球部，是十二指肠溃疡、穿孔的易发部位，因为其表面光滑平坦、管径大、无环状皱襞而得名。降部起自十二指肠上曲，向下行至第 3 腰椎体高度，弯向左行，移行为水平部，转折处的弯曲为十二指肠下曲。水平部又称下部，自十二指肠下曲起，横过下腔静脉和第 3 腰椎体前方，至腹主动脉前方、第 3 腰椎体左前方，移行于升部。肠系膜上动脉、静脉贴在升部下方行运，压迫此部可导致十二指肠梗阻，称为肠系膜上动脉压迫综合征。十二指肠的升部最短，起自水平部末端起始，斜向左上方，至第 2 腰椎体左侧向下，移行为空肠。十二指肠与空肠转折形成的弯曲称为十二指肠空肠曲。

 77. 什么是消化性溃疡？

　　消化性溃疡是指各种原因造成的胃或十二指肠黏膜发生局限的溃

破、缺损，病变达黏膜下层或更深，而糜烂指不超过 3 毫米深的表浅溃破，所以溃疡愈合后会遗留瘢痕。消化性溃疡通常与胃液的胃酸和消化作用有关，正常人胃黏膜分泌的胃酸和胃蛋白酶不会把自身的胃黏膜消化，但机体异常时，胃酸和胃蛋白酶可以损害黏膜，并可以发生溃疡。

溃疡发生在胃称为胃溃疡，发生在十二指肠（通常好发于十二指肠起始端，称为十二指肠球的部位）称为十二指肠（球）溃疡。除此之外，溃疡还可发生在与酸性胃液相接触的其他胃肠道部位，如食管下段、胃部分切除后胃与肠吻合口及附近肠管。

78. 哪些人易患消化性溃疡？

消化性溃疡是一种常见的慢性胃肠道疾病。国外学者统计，每 100 人中约有 10 人在其一生中的某一时期曾患过消化性溃疡，其中十二指肠溃疡约占全部消化性溃疡的 80%。

不论胃溃疡还是十二指肠溃疡，均好发于男性，男女发病之比为（3.4~4.4）：1。胃溃疡常见于中老年人，45~55 岁为高峰发病年龄，十二指肠溃疡常见于青壮年，高峰发病年龄为 20~30 岁。也就是说，胃溃疡比十二指肠溃疡的高峰发病年龄晚 10 年左右。不过随着阿司匹林等非甾体抗炎药的应用增多，老年人消化性溃疡的发病率有所升高。

O 型血较其他血型发病率高。消化性溃疡的发病与遗传也有一定关系，存在遗传易感性，20%~50% 的溃疡病人有家族史，如果你的父亲或母亲患有消化性溃疡，那么你消化性溃疡发病率会比普通人高 3 倍。

消化性溃疡的发病还与生活习惯有关。在我国，南方人比北方人更易患十二指肠球部溃疡，可能与南方人以米食为主有关。吸烟者消化性溃疡发病率是不吸烟者的 2 倍，且与胃溃疡发病关系更为密切，吸烟者消化性溃疡的复发率也明显高于不吸烟者。脑力劳动者、精神长期高度紧张及不按时进餐者（如司机）消化性溃疡的发病率也较正常人为高。另外，饮食因素如饮酒、咖啡、高糖饮食、辛辣刺激食物等也与消化性溃疡形成有关。机械刺激，如吃柿子引起的胃结石可直接损伤胃黏膜。某些药物如阿司匹林等也可造成消化性溃疡。

不过近年来，随着 H_2 受体拮抗剂、质子泵抑制剂等药物治疗的进展，消化性溃疡及其并发症的发病率有所下降。

79. 消化性溃疡的发病机制是怎样的？

消化性溃疡是多种因素而不是单一病因造成的。其发病是由于引起溃疡的攻击因子和保护胃肠黏膜的保护因子之间失去平衡导致的，这就是所谓的"天平学说"。攻击因子引起胃酸、胃蛋白酶对胃黏膜的侵袭，与保护因子对胃黏膜的屏障防御能力失衡，侵袭作用增强、防御能力减弱都会导致消化性溃疡的产生。

（1）攻击因子：①胃酸和胃蛋白酶是胃液的主要成分，起消化食物的作用，是最主要的攻击因子，分泌量增大时可以消化黏膜细胞。②幽门螺杆菌（1983年人们发现在胃的黏液层下隐藏着带鞭毛的螺旋杆菌），该菌可以刺激胃酸分泌，损伤黏膜。③胃动力异常，胃运动过快，可使十二指肠球酸化过度，易生成十二指肠球溃疡；胃排空过慢，胃酸滞留，可引起胃溃疡。④其他危险因素，包括：吸烟，可使胃酸分泌增多，胃排空减慢，减少黏膜的血流量；饮食，酒、咖啡、浓茶、可乐、辛辣食物等可刺激胃酸分泌；药物，长期口服阿司匹林等非甾体抗炎药的病人发生胃黏膜出血、胃溃疡的概率明显增高，因为这类药物抑制了体内前列腺素的合成，削弱了黏膜的保护作用；精神紧张，可使胃运动增强，黏膜血流量下降。

（2）保护因子：正常人的黏膜不被胃酸及胃蛋白酶消化是因为有正常的保护因素。①胃黏膜分泌的黏液可使胃腔内 pH 为 2 时，黏膜细胞表面 pH 升为 6.7。②黏膜细胞之间紧密地连接起来，形成一个整体，不使胃酸的氢离子回渗入黏膜内。如果氢离子进入黏膜内，可出现充血、水肿，并使胃酸分泌增加、破坏细胞。③充分的血流供应可保证黏膜足量的氧气及能量供给，血流量减少可使细胞的更新、修复延迟。④细胞更新。⑤前列腺素由黏膜上皮合成，能够促进黏液分泌，增加黏膜血流量，促进组织更新。如果长期大量服用非甾体抗炎药，则会抑制前列腺素的合成，出现胃黏膜损伤。

80. 慢性胃炎是胃溃疡的发病因素吗？

医学界对于胃炎与胃溃疡之间的关系存在不同看法，但目前多数学者认为，慢性胃炎是胃溃疡的发病因素之一。胃溃疡经常和慢性胃炎同时存在，且胃溃疡大多发生在原有慢性胃炎的部分。慢性胃炎是由多种原因引起的胃黏膜慢性炎症，可破坏胃黏膜屏障，导致胃腔内氢离子向胃黏膜内反向弥散而使胃黏膜细胞损害，从而使溃疡形成。

另外，慢性胃炎和胃溃疡都与幽门螺杆菌有关。伴有幽门螺杆菌感染的慢性胃炎病人，若不积极治疗或治疗不当，病情恢复慢，就有可能引起胃溃疡。

81. 胃泌素与消化性溃疡有什么关系？

胃的远端是胃窦部，在胃窦和十二指肠近端黏膜的 G 细胞分泌一种能够刺激胃壁细胞产生胃酸的激素——胃泌素，正常人空腹血清胃泌素值 15～105 纳克/升。如果胃泌素分泌亢进，则可引起大量胃酸分泌，导致十二指肠溃疡。十二指肠溃疡病人的空腹血清胃泌素含量正常，但餐后血清胃泌素水平明显高于正常人；胃泌素瘤病人的空腹血清胃泌素明显升高，造成顽固性十二指肠溃疡。测定胃泌素对于难治性溃疡的诊治有重要的意义。

82. 胃泌素瘤和消化性溃疡有什么关系？

胃泌素瘤是胃肠道常见的神经内分泌肿瘤，具有分泌胃泌素的功能，可引起胃酸分泌过多、高胃泌素血症及难治性消化性溃疡，这些溃疡常表现在不典型部位，如食管下段、十二指肠球后或小肠，抑酸治疗效果差且容易反复发作，可伴有腹泻。胃泌素瘤可出现肝脏或淋巴结转移，则为恶性，可采取外科治疗及抑酸药、化疗等综合治疗。

当病人出现难治性消化性溃疡时，应该做胃液分析，如果基础酸排量>15毫摩尔/小时，血清胃泌素水平升高，要考虑有无胃泌素瘤，可进一步做B超、CT、血管造影、磁共振等检查，明确肿瘤位置。

83. 消化性溃疡的检查有哪些？

如果病人有饥饿性或夜间上腹痛，进餐或服用抑酸药可缓解，那么他可能患了消化性溃疡。胃溃疡常见餐后痛，十二指肠溃疡常见饥饿痛、夜间痛，进食可缓解。目前主要通过以下几种方法检查。

（1）胃镜及活检：是消化性溃疡诊断的首选方法和金标准。通过胃镜，医生可以直接判断：①溃疡的分期，也就是溃疡是新鲜的还是正在愈合；②有无出血、幽门梗阻等并发症；③溃疡周围背景黏膜的改变；④鉴别溃疡的良、恶性，可以在病变处取黏膜活检做病理检查，对胃溃疡良、恶性的鉴别有重要的意义。此外，还可以同步做一些关于幽门螺杆菌的检查，该菌与溃疡的复发有着非常密切的关系。所以胃镜是消化性溃疡最佳的确诊方法。

（2）上消化道造影：虽然随着内镜技术的普及，上消化道造影的应用越来越少，但是造影仍有其特殊意义，尤其是内镜禁忌、不愿接受胃镜检查、不具备内镜检查条件的病人。目前许多医院采取气钡双重对比造影的方法，通过口服较少量的钡与发泡剂，使钡剂与气体形成对比，更加清晰地勾画出细小病变浸润的范围，但是对反复发作的十二指肠球溃疡病人，由于球腔已经变形，判断是否有新的溃疡出现有一定的困难。

有的病人询问，做胃镜恶心反应很大，能否做腹部 B 超确诊？其实超声波检查对实性或含液性的脏器如肝、胆、脾和胆囊等显示很好，但对像胃肠等含气的中空脏器则很困难，不能用于消化性溃疡的诊断。这类不愿接受胃镜检查的病人就可以进行气钡双重对比造影检查。

（3）CT 检查：出现穿透性溃疡或穿孔时，可以通过 CT 发现穿孔周围组织情况，CT 对幽门梗阻也有鉴别诊断的意义。

84. 消化性溃疡为什么要复查？多长时间复查？

"消化性溃疡为什么要复查？"这是一个很重要的问题，让我们从以下几个方面来讨论。

（1）观察消化性溃疡愈合情况。我们把消化性溃疡分成胃溃疡和十二指肠溃疡。十二指肠溃疡治疗 4 周的溃疡愈合率可达 90% 以上，胃溃疡愈合则需要更长一些时间，通常要治疗 6~8 周。在疗程结束后，应进行胃镜复查，观察溃疡的愈合情况，溃疡造成的并发症（如十二指肠球溃疡引起的球腔狭窄、不全梗阻）是否减轻。

（2）鉴别胃溃疡的良、恶性。胃癌也可以表现为溃疡，尽管在胃镜下它们有各自不同的特点，但是在溃疡急性期，水肿坏死明显时，肉眼鉴别有时也会有一定困难，活检也并不一定能取到癌组织，所以应该在治疗 2~4 周后再次复查胃镜，取黏膜活检，明确排除胃恶性病变。

（3）检查幽门螺杆菌是否存在。这关系到溃疡的复发。在胃镜复查时，还要做幽门螺杆菌的检查，甚至要求有些病人在治疗结束 4 周后再次复查胃镜，如果那时幽门螺杆菌仍然阴性，才能判定幽门螺杆菌被药物根除了。

85. 为什么要做胃液分析检查？

胃液分析检查的方法是，通过鼻腔插一条鼻胃管，在清晨空腹进行，首先抽净一夜的空腹胃液量，随后连续抽吸一小时胃液，然后进行酸定量测定，此时为基础胃酸量，正常人不超过 5 毫摩尔/小时，然后皮下注射五肽胃泌素刺激胃酸分泌，连续抽吸一小时，再次进行酸定量测定，此时为最大泌酸量，正常人平均 20 毫摩尔/小时（不超过 60 毫摩尔/小时）。

胃液分析检查包括但不限于以下用途。①了解胃的分泌和运动功能，反映胃酸分泌是否正常。②对胃溃疡、十二指肠球部溃疡等疾病的诊断有重要意义。胃溃疡、萎缩性胃炎时胃酸分泌可减少，十二指肠溃疡时分泌增加。胃液量过多时要考虑有无幽门梗阻或分泌过度旺盛，如胃泌素瘤。③评估治疗（如抑酸药）后的效果。④鉴别高促胃液素血症。

胃液分析检查过程中如果出现胃出血，则会影响检查结果，故在溃疡活动期不宜进行该检查。在检查前 2 天内应停服影响胃酸分泌的药物，如雷尼替丁等。

86. 消化性溃疡病人为什么要勤观察大便？

消化性溃疡病人就诊时，医生常会问大便的色泽和形状，这是为了调查有无溃疡出血，出血是消化性溃疡最常见的并发症。出血量和出血速度不同，出现的临床表现各异。出血量仅 5 毫升，大便隐血试验即可阳性；出血量 50 毫升，则出现黑便；如果持续 2~3 天的柏油样便，说明出血量至少 500 毫升；有口渴、心慌、冷汗、头晕时，说明出血量超过 1000 毫升。所以应该养成排便后回头看看的习惯，大便色泽发黑时，要注意与其他进食因素区别，比如进食动物血、肝脏，服铋剂、铁剂和活性炭等药物，还要注意小肠或回盲部病变也可表现为黑便。一般来说，如果病人没有出现溃疡出血，病人的大便通常没有什么特殊表现。

87. 发现黑便怎么办？

消化性溃疡病人应该每日观察大便的色泽变化，但即使发现黑便也不要惊慌，不要急速地由蹲坐位改为直立位，避免因血压低而跌倒，造成身体伤害。出血量超过 1000 毫升，有循环系统改变（出现心慌、冷汗、头晕等症状）时，应该迅速与附近医疗机构联系，并留取大便标本，家人应再回忆、检查病人近日有无引起黑便的进食、服药情况。

如果没有威胁生命的大出血，可以进行胃镜检查，既可以明确出血位置，也可取组织做病理检查，明确出血原因。另外还可进行胃镜下止血治疗。

88. 消化性溃疡出血时可有哪些表现？

消化性溃疡伴出血主要表现为黑便，若出血量多而急速，也可有呕血，此时需要与肝硬化伴食管－胃底静脉曲张破裂出血鉴别。全身症状取决于出血量和出血速度，出血量小于 400 毫升，可无明显症状；若出血量在 400 毫升以上，可有头晕、心慌、口渴等；若有血压下降、冷汗、心慌、烦躁不安、晕厥等休克表现时，提示出血量在 1000 毫升以上，称上消化道大出血。病人常常在出血前上腹痛加剧，出血后血液中和了胃酸，血凝块覆盖在溃疡面上，使疼痛缓解。在大出血时可有发热，血尿素氮（BUN）浓度升高，这些与血液分解产物的吸收有关。化验有大便隐血试验呈阳性，血红细胞计数、血红蛋白及红细胞压积降低。

89. 消化性溃疡与癌变有什么关系？

胃溃疡癌变是指在慢性胃溃疡基础上，溃疡周边出现癌变。胃溃疡的癌变发生率为5%以下。大多数恶性溃疡是胃癌直接发展形成的癌溃疡。如何区分溃疡癌变和癌溃疡呢？如果病人以往有胃溃疡病史，手术切下的胃标本检查有典型的消化性溃疡的4层改变：渗出、坏死、肌层破坏、肉芽组织或瘢痕组织形成，并在此基础上发现癌病灶，则可诊断为溃疡癌变。所以，一旦患有胃溃疡，无论有无症状，一定要积极治疗，定期复查。

一般认为十二指肠溃疡不会癌变，因为十二指肠溃疡多伴高胃酸分泌，可以抑制致癌物质亚硝酸盐的生成。但是十二指肠降部的大溃疡要注意与胰腺癌浸润到十二指肠，或胆管和胰管开口处的十二指肠乳头癌鉴别，还有非常罕见的原发的十二指肠癌。这些都可以通过胃镜取病变组织活检来鉴别。虽然有报道十二指肠溃疡病人同时出现胃癌的病例，但比较少见。

有效的药物治疗可使消化性溃疡的愈合率达到95%以上，较少进展为癌。

90. 是否存在无症状的消化性溃疡？

无症状的消化性溃疡指临床上没有腹部不适或消化不良症状的溃疡，也称无痛性溃疡，发病约占消化性溃疡的10%。无痛性溃疡发病隐匿，常延误治疗，以致出现消化道出血或穿孔等并发症才被发现，或在内镜检查、X线钡餐检查时发现。

无痛性溃疡在以下人群中发生率较高：①老年人，因为老年人的胃肠神经末梢感觉迟钝，对痛觉不够敏感；②服用组胺（H_2）受体拮抗剂，如西咪替丁、雷尼替丁等维持治疗又复发的病人，药物掩盖了溃疡症状；③长期服用解热镇痛药，如冠心病病人长期服用阿司匹林抗血栓形成，类风湿病人服用保泰松消炎镇痛等，药物的镇痛作用掩盖了消化性溃疡症状。所以对这些病人要注意大便颜色的改变，以便及时发现大便是否有血。

91. 胃溃疡和十二指肠溃疡的上腹痛有何不同？

（1）胃溃疡：慢性上腹痛，疼痛在上腹部偏左，疼痛性质为钝痛、胀痛、刺痛，疼痛具有节律性，表现为餐后疼痛，即餐后0.5~1小时开始出现疼痛，下一餐前缓解，进餐后再次加重，即进食→疼痛→空腹缓解→再进食→再疼痛。

（2）十二指肠溃疡：慢性上腹痛，疼痛在上腹部中部或偏右，疼痛为钝痛、胀痛、烧灼样痛、刺痛等，有饥饿感，疼痛具有节律性，表现为饥饿痛，进餐或服抑酸药后缓解，并可出现夜间痛，即空腹疼痛→进食→缓解→空腹再疼痛→再进食→再缓解；上腹痛周期性发作，发作期可持续几周或几个月，多于秋冬、冬春之际发作。

92. 如何及早诊断并治疗消化性溃疡大出血？

消化性溃疡大出血是内科急症，如不及时处理，常危及病人生命。

（1）平卧速送急诊室，开放静脉通道，补充血容量，维持水、电解质、酸碱平衡，防止休克，静脉给予奥美拉唑等抑酸药。

（2）插鼻胃管判断是否为上消化道出血，检测有无活动性出血，并可经该管给予去甲肾上腺素盐水洗胃止血，使将要进行的胃镜检查视野清晰。

（3）24 小时内行紧急胃镜检查是最优的诊断方法，应尽量争取，以确定出血部位及原因，并可通过胃镜下喷药、电凝、激光、微波及注射治疗等进行局部止血治疗。

（4）选择性腹腔动脉造影，对胃镜检查未发现出血病变或镜下止血困难的病人，可行选择性腹腔动脉造影。出血速度达 0.5 毫升/分以上，即可见有对比剂自破溃血管溢出，可注射垂体后叶素缩血管或进行血管栓塞治疗。

（5）对于内科保守治疗无效的病人，应及时行外科手术治疗。

 ## 93. 消化性溃疡病人的手术指证有哪些？

自从应用质子泵抑制剂和根除幽门螺杆菌后，需要外科手术治疗的消化性溃疡病人数量逐渐减少，不过有些工作繁忙的病人认为，消化性溃疡的药物治疗太麻烦，特别是症状缓解后还要维持治疗，稍不小心，就会溃疡复发，干脆快刀斩乱麻，手术治疗算了。是否需要手术要根据病情、有无并发症以及病人的居住环境等综合评估。目前需要手术治疗的指征大致如下。

（1）消化性溃疡反复发作，伴有幽门梗阻等并发症，经内科系统性治疗不能缓解。

（2）居住偏远、就医不便、受经济条件限制不能长期维持治疗。

（3）消化性溃疡合并穿孔，尤其是慢性病理性穿孔、症状持续不缓解、内科系统性治疗无效等。

（4）消化性溃疡合并大出血，出血量较大，经输血治疗、胃镜止血治疗无效等。

（5）难治性消化性溃疡，经长期用药治疗，症状不能缓解、病情无任何改善。

（6）提示有癌变可能时。

94. 消化性溃疡有哪些手术治疗方法？术后可能会出现什么问题？

手术治疗消化性溃疡主要有两种，一种是胃部分切除术，切除病变部位、能够刺激胃酸分泌的胃泌素产地——胃窦部和部分分泌胃酸的胃壁细胞群，一般只保留约 1/4 胃。另一种是选择性迷走神经切除术，选择性切断支配胃体窦的迷走神经，减少胃酸分泌。

手术治疗也会带来术后的问题，如倾倒综合征，由于丧失了幽门括约肌作用，食糜快速进入小肠，吸收过快引起胰岛素释放，出现餐后冷汗、心慌等低血糖表现，同时肠道内渗透压增加，出现腹泻。吻合口可出现胆汁反流，破坏黏膜的屏障作用，造成吻合口溃疡。手术后的"小胃"也带来了餐后饱胀、消化不良及胃肠动力的改变，长期随访发现，术后胃的胃癌发生率也比正常人明显增高。因此，考虑手术治疗时要慎重，应该首先和消化内科医生商谈，并经正规的内科治疗后再确定。

95. 消化性溃疡的内科治疗原则是什么？

消化性溃疡的治疗应做到整体治疗与局部治疗相结合，治本与治标相结合，药物治疗与饮食调节相结合等。临床上应做到：①消除病因，缓解症状；②促进溃疡愈合；③防治并发症；④预防溃疡复发。

96. 哪些药物可以治疗消化性溃疡？

目前用于治疗消化性溃疡的药物有很多，然而就其主要的药理作用来看，不外乎两种，即减少胃酸的药物和增加胃、十二指肠黏膜防御能力的药物。如同时有幽门螺杆菌感染，须加用抗幽门螺杆菌药物。

（1）减少胃酸的药物：主要有碱性抗酸药（如氢氧化铝、碳酸氢钠等）、抗胆碱能药（如东莨菪碱、山莨菪碱等）、H_2受体拮抗剂（如西咪替丁、雷尼替丁等）和质子泵抑制剂（如奥美拉唑、埃索美拉唑、泮托拉唑、兰索拉唑等）。

（2）增强黏膜防御能力的药物：主要有胶体铋剂（如枸橼酸铋钾、果胶铋等）、硫糖铝和前列腺素类药物（如米索前列醇等）。

（3）抗幽门螺杆菌药物：幽门螺杆菌在消化性溃疡的发生中具有重要作用，因此抗幽门螺杆菌的药物在消化性溃疡的治疗中占有重要地位，一般采用四联疗法，即1种质子泵抑制剂+2种抗菌药+1种铋剂，抗菌药包括克拉霉素、阿莫西林等。

 ## 97. 碱性抗酸药如何选择？

碱性抗酸药是最早用于治疗消化性溃疡的抗酸药，有着悠久的历史。虽然目前有多种能更有效地抑制胃酸分泌的新型药物，但由于碱性药物能更迅速地中和胃酸而发挥明显的镇痛作用，并且价格便宜，所以常常作为辅助药物。

（1）碳酸氢钠：抗酸药的种类有很多，常用的有碳酸氢钠，也就是我们常见的小苏打。小苏打的抗酸作用较强，在胃内溶解度很大，口服后很快从胃内排入肠道，所以在胃内发挥作用时间短。小苏打的优点是作用快，镇痛效果好。缺点是需大剂量、反复、多次服用，容易引起钠潴留和碱中毒。因此，此药不宜长期服用，特别是心、肾功能减退者更须小心。

（2）碳酸钙：抗酸效果与小苏打相似，也是一种中和胃酸作用较强而快的抗酸药。不同之处是碳酸钙的溶解度很低，口服后在胃内停留的时间稍长，所以中和胃酸的作用时间长。此药的缺点是容易引起便秘和高钙血症，有肾功能障碍者应慎用。血钙增高会反过来刺激胃酸的分泌，因此应用此药会有胃酸分泌的反跳现象，也就是说用药一段时间后，胃酸分泌反而增高。目前临床上基本不用此药。

（3）氢氧化铝：是一种弱碱，其中和胃酸的作用并不太强。由于氢氧化铝不溶于水，所以口服后也容易引起便秘。为了减轻这一不良反应，氢氧化铝应与有缓泻作用的药物如氢氧化镁或氧化镁合用。长期服用氢氧化铝会引起低磷血症，另外氢氧化铝还能和某些药物如四环素、铁剂、H_2受体拮抗剂、泼尼松等结合，影响这些药物的吸收，因此应避免与这些药物同时服用。

（4）氢氧化镁：中和胃酸的作用比氢氧化铝强。口服氢氧化镁后，有 5%～10% 的镁被吸收入体内，并通过肾脏排出，因此有肾功能障碍者口服过量的氢氧化镁时，须警惕高镁血症的危险。不吸收的镁盐可引起腹泻，因此应与氢氧化铝合用以消除不良反应。

98. 碱性抗酸药如何应用？何时服药效果更佳？

碱性抗酸药治疗消化性溃疡的疗效取决于剂量的大小和服药的时间。目前市场上的抗酸药物种类很多。不同种类的抗酸剂中和胃酸的能力相差很大。另外，消化性溃疡病人胃酸分泌量个体差异很大，从合理用药的角度上讲，应根据药物的种类和病人的情况来定，即尽量做到个体化。不过，医生不可能对每一位病人进行胃酸测定，因此实际上很难做到。

一般来讲，应用抗酸药应采用多次服药方法：每次餐后 1 小时和 3 小时及睡前各服一次。即每天共服 7 次抗酸药，这样可以使胃液的 pH 保持在 3 以上。那么为什么选择餐后 1 小时和 3 小时服药呢？这是因为食物本身可以中和胃酸，因此餐后初期胃内 pH 会短时上升。然而，食物会刺激胃酸的生理性分泌，一般在餐后 1 小时左右胃酸分泌明显增多，所以选择此时服用抗酸药才能有效防止胃内 pH 的下降。

又因为抗酸药的作用时间通常只有 1.5~2 小时，需在餐后 3 小时再服一次抗酸药才能维持抗酸作用。但是由于人体胃酸分泌是持续的，夜间也有胃酸的分泌，因此睡前加服一次抗酸药会有利于中和夜间的胃酸分泌，这点特别适合夜间疼痛的消化性溃疡病人，尤其是十二指肠溃疡病人。

抗酸药的服用与进餐有明显关系，一定注意要在餐后服药，空腹服药的疗效比餐后服药差，这是因为抗酸药的作用时间与药物在胃内的停留时间有关，空腹服药时药物会很快从胃内排出，起不到中和胃酸的作用，因此疗效就会降低。鉴于以上原因，一定要按时服药，才能最大限度发挥药物的作用。

99. H_2 受体拮抗剂的药理机制是什么？

组胺是体内组氨酸脱羧基后所形成的一种活性物质，主要存在于肥大细胞的颗粒中，当有过敏反应或某些理化因子刺激肥大细胞时，肥大细胞就会释放组胺，组胺与胃壁细胞上的 H_2 受体结合，可刺激胃壁细胞分泌胃酸，而能够选择性与 H_2 受体结合并能阻断组胺与 H_2 受体结合的药物就叫 H_2 受体拮抗剂，也称为 H_2 受体阻滞剂等。这类药物能明显抑制胃酸分泌，促进溃疡修复。主要药物有西咪替丁、雷尼替丁和法莫替丁等。

100. 西咪替丁为什么被称为消化性溃疡治疗的里程碑药物？

1972 年英国药理学家詹姆士·布拉克（James Black）博士发明了第一个 H_2 受体拮抗剂——西咪替丁，并于 1977 年开始应用于临床，结果显示其具有较强的抑制胃酸分泌的作用，显著提高了消化性溃疡的疗效，对消化性溃疡的治疗作出划时代的贡献。因为在西咪替丁问世之前，消化性溃疡病人主要通过服用碱性抗酸药来缓解胃酸，不得不常年忍受胃部疼痛，尤其是在吃饭和睡觉时，但是西咪替丁的问世彻底改变了消化性溃疡的治疗模式，被公认为消化性溃疡治疗的革命性药物。为此詹姆士·布拉克博士获得了1988年诺贝尔生理学或医学奖。

101. H₂ 受体拮抗剂的种类有哪些？如何服用？

到目前为止，已生产出多种 H₂ 受体拮抗剂，除西咪替丁外，还有雷尼替丁、法莫替丁、尼扎替丁和罗沙替丁等。①西咪替丁的用法：起初为每天分次口服，如每次200毫克，每天三次，夜间睡前再服400毫克。近年来，多数学者主张睡前只服一次，剂量为800毫克，或每次400毫克，每天两次。采用这种治疗方法的原因是人昼夜间的胃酸排出量有很大的波动，一般上午5～11点最低，夜间分泌最高。如果能将病人夜间的胃酸分泌抑制，则对消化性溃疡的治疗具有很重要意义。实践证明，夜间一次服药能收到与多次给药相同的疗效，而且给病人带来较大的方便。②雷尼替丁的用法：每次150毫克，早、晚（清晨和睡前）各一次。③法莫替丁的用法：每次20毫克，早、晚餐后或睡前各一次。④尼扎替丁的用法：每次150毫克、每天两次。⑤罗沙替丁的用法：每次75毫克、每天两次。

H₂受体拮抗剂治疗十二指肠溃疡4周和胃溃疡6周，溃疡愈合率可达到50%～70%。大多数病人在服药的1周内上腹疼痛症状明显减轻或消失。由于这类药物上市后受到病人们的极大欢迎，消化性溃疡的治愈率和症状缓解率显著提高，H₂受体拮抗剂成为治疗消化性溃疡的重要药物。

102. 应用 H₂ 受体拮抗剂有哪些注意事项？

总的来讲，H₂受体拮抗剂的不良反应较小，总发生率低于 3%，严重不良反应的发生率很低。可能的不良反应有白细胞减少、血清转氨酶升高，男性性功能障碍和乳房增大，以及神经精神症状如困倦、反应迟钝、幻觉和躁动等。另外，H₂受体拮抗剂会影响某些药物的作用时间，应注意联用的药物包括：苯妥英钠、氯氮草（利眠宁）、地西泮（安定）、普萘洛尔（心得安）、华法林、乳酶生、碱性药物（如铝碳酸镁、氢氧化铝等）、硫糖铝、甲氧氯普胺、多潘立酮、氨茶碱等。

H₂受体拮抗剂主要经肾脏排泄，因此有肾功能损害的病人剂量应减少 30%～50%。老年人肾脏功能下降，因而年龄超过 75 岁的老年人也应适当减少剂量。伴有其他疾病时，也应适当调整剂量，注意联合用药的时间、顺序，具体遵医嘱。

103. 为什么说质子泵抑制剂是治疗消化性溃疡的重磅武器？

在胃壁细胞的分泌小管和囊泡内存在一种特殊的酶，即 H⁺-K⁺-ATP 酶，又称为质子泵。质子泵可将细胞内的 H⁺ 泵入胃腔，是胃酸分泌的最后环节，因此抑制了质子泵就会抑制胃酸分泌。与其他抑制胃酸的药物比较，质子泵抑制剂对胃酸的抑制作用较强且时间长，夜间抑酸作用好且服用方便。质子泵抑制剂是目前最强力的抑酸药。

目前临床常用的质子泵抑制剂有奥美拉唑、兰索拉唑、泮托拉唑、雷贝拉唑等，可根据情况选用。

以奥美拉唑为例，奥美拉唑治疗消化性溃疡的常用剂量为每次 20 毫克，每天一次。治疗十二指肠溃疡的疗程为 2～4 周，胃溃疡的疗程为 4～8 周。治疗十二指肠溃疡 2 周和 4 周的愈合率分别为 66%~85% 和 82%～100%。治疗胃溃疡 4 周和 8 周的愈合率分别为 59%~81% 和 84%~96%。奥美拉唑有强烈的抑酸作用，上腹痛消失的时间平均为 2 天，因此可以在很短的时间内控制症状，受到医生和病人的普遍欢迎。以往一些难治性溃疡，应用奥美拉唑治疗后绝大部分可以愈合。

应用此类药物时的注意事项：由于此类药物对胃酸有强烈的抑制作用，长期服用可使病人持续处于低酸状态，可能会影响消化功能，部分病人的胃排空和胆囊排空会受到抑制，应予注意。奥美拉唑会影响部分药物的肝脏代谢，延长这些药物的排泄时间，这些药物包括苯妥英钠、华法林、氯氮䓬（利眠宁）和茶碱等。

104. 胃黏膜保护剂的种类有哪些？

胃黏膜保护剂主要作用是保护胃黏膜，通过增强胃黏膜的屏障功能、抑制胃酸分泌来促进溃疡愈合和组织修复，预防和治疗胃黏膜损伤。胃黏膜保护剂有多种，主要有以下几类。

（1）铝镁制剂：如硫糖铝，能在溃疡面形成薄膜，减少胃酸的损害，促进溃疡愈合。

（2）胶体铋剂：如枸橼酸铋钾、胶体果胶铋，在酸性环境中能与蛋白质螯合形成一层保护屏障，防止胃酸侵袭。

（3）前列腺素制剂：如米索前列醇，对胃黏膜有修复和保护作用，可抑制胃酸分泌，促进黏膜修复，发挥抗溃疡作用。

105. 氢氧化铝凝胶的作用是什么？可以长期或大量服用吗？

氢氧化铝不仅有抗酸作用，还有胃黏膜保护作用。其作用机理是刺激重碳酸氢盐和黏液的分泌，增加黏膜血流量。重碳酸氢盐可以中和胃酸，黏液可以有效防止胃内氢离子向黏膜的渗透；黏膜血流不仅可以提供大量的碳酸氢盐以中和渗入黏膜的氢离子，还能促进溃疡的愈合。

氢氧化铝凝胶，含氢氧化铝 4%，其中和胃酸的作用缓慢而持久，不产气，可覆盖溃疡面，起机械保护作用，有利于溃疡的愈合；另外中和胃酸后生成的氧化铝有收敛作用，对溃疡的愈合也有帮助。常用剂量为 5~10 毫升，每日 3~4 次，餐前一小时服用。

氢氧化铝凝胶既不能长期服用，也不能大量服用。长期和大量服用后会产生以下不良反应。①便秘；②低磷血症；③过多的铝离子积聚还会导致铝蓄积中毒，出现痴呆等精神症状；④大量应用时可延缓胃排空；⑤溃疡大出血时，食入的氢氧化铝与血液结合成为凝块，有引起肠梗阻的可能；⑥老年人长期服用可能出现骨质疏松。

106. 应用硫糖铝有哪些注意事项？

硫糖铝是一种弱碱盐，在酸性的胃液中，可凝聚成糊状的黏稠物，覆盖在黏膜表面，形成一层保护膜，促进溃疡的愈合，此外还有吸附胆汁酸和胃蛋白酶的作用。此药的治疗效果可与 H_2 受体拮抗剂媲美，但服用时应注意以下几点：①此药必须空腹用药，在三餐前口服，晚间睡前再服一次，每次 1 克；②主要不良反应是便秘，个别有口干、恶心、胃痛、胃痉挛等，长期口服会出现低磷血症、骨软化等；③肾功能损害的病人不宜长期应用，以免造成铝在体内蓄积中毒，连续应用不超过 8 周；④服药期间同时应用脂溶性维生素（如维生素 A、维生素 D）、口服抗凝药（如华法林）、地高辛、喹诺酮类抗菌药（如氟喹诺酮）、四环素、西咪替丁、苯妥英钠、多酶片等药物时，应注意硫糖铝可能会影响这些药物的吸收、降低药效，建议调整剂量或隔开一段时间，避免同时应用。

107. 枸橼酸铋钾的药理机制是什么？怎样应用？

枸橼酸铋钾又称三钾二枸橼酸铋，此药并无抗酸作用，那么为什么能治疗消化性溃疡呢？枸橼酸铋钾治疗消化性溃疡的机制可能涉及以下几个方面：①在胃的酸性环境中发生氧化铋胶体沉淀，并与溃疡面的蛋白质结合形成铋盐保护膜，铋盐保护膜沉积在溃疡面上可以拮抗胃酸和胃蛋白酶的侵蚀，一方面保护胃黏膜，另一方面促进溃疡面的愈合。②刺激胃黏膜黏液和重碳酸氢盐的分泌、增加黏膜血流量，因而具有保护胃十二指肠黏膜的作用。③具有杀灭幽门螺杆菌的作用。幽门螺杆菌与消化性溃疡的发生有一定关系，因此这也是促进溃疡愈合和防止溃疡复发的重要原因，与奥美拉唑、阿莫西林、甲硝唑等联合应用的四联疗法可根除幽门螺杆菌。④有抗胃蛋白酶的作用，抵抗其对溃疡的侵袭。已有研究表明，应用此药治疗消化性溃疡，可降低复发率，因此此药是消化性溃疡治疗中的特色药物，受到医生的重视。

枸橼酸铋钾的常用剂量为每次 110 毫克（以铋计），每日 4 次或 220 毫克（以铋计），每日 2 次，于餐前服用，保护胃黏膜的疗程为 28 天，根除幽门螺杆菌的用药疗程是 7~14 天。枸橼酸铋钾的不良反应很少，但在应用时会使舌和粪便发黑，此时不要以为是消化道出血。人体内血浆铋的安全阈值是 50 微克/升，多数病人短期服药后血铋浓度低于这一阈值，当血铋浓度大于 100 微克/升时，有可能导致铋性脑病。不过，为了安全起见，不宜连续长期服用，一般不超过 2 个月，长期服用还可能引起肾毒性。

108. 治疗消化性溃疡能否用米索前列醇？

米索前列醇是前列腺素 E_1 的衍生物，具有抑制胃酸分泌、增加胃黏膜黏液分泌、重碳酸氢盐分泌和黏膜血流量的多重作用，因此可用于消化性溃疡的治疗。常用剂量为每次 200 微克，每日 4 次，在三餐前和睡前服用，4~8 周为一疗程，若有溃疡复发，可考虑延长用药疗程。预防消化性溃疡的剂量为每次 200 微克，每天 2~4 次，具体疗程与用药个体化。主要的不良反应是腹泻、稀便，但一般较轻，大多不影响治疗。由于前列腺素可以引起子宫收缩，所以除了用于终止早孕，孕妇应忌用，以免引起流产。

109. 治疗消化性溃疡的中成药有哪些？

根据中医辨证方法，导致消化性溃疡的原因有肝郁气滞、脾胃虚寒、肝胃不和等，分别选用行气止痛、温胃止痛和制酸止痛的中成药。

（1）行气止痛的中成药：可选用有活血化瘀、疏肝理气功效的药物，如柴胡舒肝丸、十香丸和九气拈痛丸等。

（2）温胃止痛的中成药：可选用有运脾化湿补气功效的药物，如桂附理中丸、黄芪建中丸和良附丸等。

（3）制酸止痛的中成药：可选用左金丸和胃痛宁。

110. 能不能用抗胆碱能药物治疗消化性溃疡？

抗胆碱能药物品种较多，主要有两大类：一类是三铵化合物，代表药物有我们熟悉的阿托品和颠茄；另一类是四铵化合物如溴丙胺太林（普鲁本辛）。这类药物可以作用于胃壁细胞减少胃酸分泌，但缺乏特异性，除作用于胃外，还能作用于平滑肌、心肌、唾液腺、汗腺和胰腺等。所以病人接受这类药物治疗后，除了胃酸分泌受抑制外，同时可能引起胃肠道运动减弱、膀胱张力减低、心率增快、眼球调节障碍、唾液和汗液分泌减少、胰液和胆汁分泌下降等。这就决定了这些药物在治疗消化性溃疡的同时有很多不良反应。

关于抗胆碱能药物治疗消化性溃疡的疗效不太肯定，各家报道不一。国外某些报道认为，此类药物治疗消化性溃疡有一定疗效，但根据我国的经验，认为此类药对消化性溃疡无明显治疗作用，又因为抗胆碱能药物治疗消化性溃疡的剂量与产生不良反应的剂量非常接近，所以应用此类药物时应格外注意。主要不良反应有口干、心悸、排尿困难等，有前列腺肥大、心血管疾病、青光眼、幽门梗阻、胃排空延缓的病人应慎用或禁用。

总的来讲，现在消化性溃疡的治疗，由于有更好更有效的药物，如抗酸药、抑酸药、胃黏膜保护剂等，已较少应用抗胆碱能药。

111. 能用镇痛药治疗消化性溃疡引起的疼痛吗？

阿司匹林、保泰松、吲哚美辛（消炎痛）等，是应用最广泛的镇痛药物，可用于头痛、关节肌肉痛、神经痛、牙痛等多种疼痛。有不少人在上腹痛时也用镇痛药，这是非常危险的，因为：①这类药物本身可抑制前列腺素的合成，使黏膜血流量减少，并且对黏膜有直接刺激作用，使胃酸分泌增加，导致胃肠黏膜损伤。②应用镇痛药会降低机体对疼痛的敏感性，出现无痛性溃疡，延误治疗，易出现出血、穿孔等严重并发症。所以不能用镇痛药治疗胃痛。

在此也强调一下，对于诊断不明的腹痛，均不要自行使用镇痛药，以免延误诊断。

112. 根除幽门螺杆菌与消化性溃疡有关系吗？

1983 年，两位澳大利亚医师发现在胃黏液下，胃黏膜细胞表面寄生着一种带有鞭毛、弯曲状的杆菌，称之为幽门螺杆菌（Hp）。多年来的研究已经证实，该菌与消化性溃疡有着非常密切的关系，有以下两点理由。

（1）消化性溃疡病人胃黏膜的 Hp 检出率很高，十二指肠球部 Hp 检出率为 70%～80%，胃溃疡病人胃窦部 Hp 检出率为 60%～80%。Hp 感染者的十二指肠溃疡发生率为未感染者的 20 倍。

（2）临床表现显示，清除 Hp 后，有些消化性溃疡也逐渐愈合，而且 Hp 持续阳性者的消化性溃疡复发率高于 Hp 阴性者。

目前，消化性溃疡已从单纯抑制胃酸治疗转向根除 Hp，根除 Hp 不仅加速了溃疡的愈合，还使十二指肠溃疡的复发率降低至每年不足 5%，消化性溃疡并发症的发生也大大下降。根除 Hp 为慢性复发性病人提供了最好的痊愈机会，避免了昂贵的维持治疗，也减少了手术的必要。

113. 如何治疗儿童消化性溃疡？

（1）儿童黏膜再生能力较强，溃疡在短期内可以治愈，故应以内科治疗为主，不过用药的剂量要适宜，目的是缓解症状，促进溃疡愈合，预防复发和并发症。

（2）指导儿童过正常生活，尽量消除其精神负担，多休息，使体力和精神得到放松，有助于溃疡恢复，必要时可给镇静剂。

（3）注意饮食治疗，防止暴饮暴食，要求儿童细嚼慢咽，避免吃辛辣、油腻、刺激性食物，要吃新鲜的水果、蔬菜补充维生素和微量元素。症状缓解后，可进食富含蛋白的食物（如鸡蛋），或者稀粥、软面食，一方面减轻溃疡疼痛，另一方面促进黏膜再生和溃疡愈合。

（4）若为继发性溃疡，应积极治疗原发病。

114．如何治疗老年人消化性溃疡？

老年人消化性溃疡有其自身的特点，而且老年人的器官功能会出现一系列退行性变化，治疗方面也应有所侧重。老年人消化性溃疡主要特点如下。

（1）老年十二指肠溃疡病人的症状常不典型，胃酸不一定很高，常不需要较大剂量的抗酸药，以免大剂量抗酸药带来的不良反应超过了其治疗作用。

（2）因老年人胃肠蠕动减弱，氢氧化铝常易引起便秘，应与镁剂合用，且以流体凝胶剂为好。

（3）慎用抗胆碱能药物，因老年人常有前列腺肥大、胃排空延缓等情况，应用抗胆碱能药物可加重上述情况。

（4）巨大溃疡、大出血或溃疡穿孔者应及早手术，因为老年人消化性溃疡常见出血、穿孔并发症，容易有出血量大、出血伴休克、穿孔导致死亡等情况，风险比年青人高。

（5）老年人是胃癌的高发人群，在治疗溃疡时注意与胃癌鉴别。

（6）生活规律，避免劳累，若有紧张、焦虑等精神症状，应及时开导，必要时可给予镇静剂。

（7）饮食健康，避免过咸的食物，有烟、酒、茶爱好的老年人，若确认这些爱好与消化性溃疡有关系，应及时戒掉。

115．能否彻底治愈十二指肠溃疡？

有些病人溃疡愈合后便重拾旧习，吸烟、吃辛辣食物，以为溃疡彻底治愈了。那么，患了消化性溃疡是否能够彻底治愈呢？

消化性溃疡，特别是十二指肠溃疡是一种慢性病，有人说"一旦有了溃疡，便一直有溃疡"，说明溃疡有反复发作的特点。所以抗溃疡治疗后，即使胃镜复查溃疡已经变成了瘢痕，我们也只能说，这一次溃疡治好了，绝不能说以后溃疡不再犯。所以在消化性溃疡的治疗上有一个很重要的概念：维持治疗。目的是尽量延长缓解期，待进入老年期，胃酸分泌减少，十二指肠溃疡再发的可能性也就逐年减低了。过去用小剂量抑酸药长期维持治疗，现在已经认识到幽门螺杆菌是溃疡复发的重要因素，所以对于幽门螺杆菌阳性的消化性溃疡病人，要给予根除幽门螺杆菌治疗。对于幽门螺杆菌阴性的消化性溃疡病人则要坚持服用 H_2 受体拮抗剂半年。最后，注意生活卫生习惯，改变不良的饮食习惯。

病情的复发与幽门螺杆菌耐药、生活环境、饮食习惯、自身免疫等因素有关，避免溃疡的复发是十二指肠溃疡病人的长期任务。

116. 消化性溃疡需要维持治疗的原因是什么？

因为消化性溃疡易复发，所以消化性溃疡的治疗有两个目标：促进溃疡愈合和维持缓解。针对溃疡愈合的治疗是减少胃酸分泌，二十年的研究证明，这一策略对于减轻消化性溃疡的症状和加速溃疡愈合很有效，但是单个疗程的抑酸治疗并不能改变消化性溃疡的自然史，溃疡愈合后一年中，十二指肠溃疡的胃镜复发率为72%，半年内胃溃疡的复发率为42%。持续抑酸维持治疗可降低消化性溃疡复发率至每年25%，在持续维持治疗中，消化性溃疡的并发症显著减少。对于胃内幽门螺杆菌阳性的病人，应该进行幽门螺杆菌根除治疗，有效根除幽门螺杆菌是预防消化性溃疡复发的重要措施。尤其是老年人、有复发史、有并发症、有严重伴随疾病等的病人，建议维持治疗以防止消化性溃疡复发。可采用全剂量维持治疗、半剂量维持治疗、间歇疗法、自我监护疗法等。

117. 消化性溃疡病人应该如何注意饮食？

（1）规律饮食。一日三餐或一日四餐，不过分饱胀，食物可中和胃酸，避免对溃疡面的刺激，利于溃疡愈合。另外，规律饮食、不过饱，避免暴饮暴食，因为餐后都伴有胃酸分泌，这样可减少胃窦过度扩张，减少胃泌素分泌亢进引起的胃酸分泌过多。

（2）饮食丰富，适当摄入高热量、高蛋白质及高维生素（特别是维生素 A、维生素 B 和维生素 C）的饮食。植物油也对溃疡面愈合有好处，有助于前列腺素 E 的合成，具有黏膜保护作用。

（3）避免食用煎、炸的油腻食物，以及过粗、过硬、生冷的食物，有刺激性的食物如辣椒、咖啡、香料、浓茶、醋等，这些食物均可刺激溃疡面和胃肠黏膜，增加胃酸分泌，影响溃疡的愈合。

（4）戒烟戒酒。吸烟可使胃黏膜血流量下降，黏膜的保护作用下降，同时影响胃肠的协调运动，胆液反流入胃增加。酒精可直接损害胃黏膜。所以吸烟、饮酒均影响溃疡面愈合。

（5）尽量避免用损害胃的非甾体抗炎药，如阿司匹林、吲哚美辛等。若必须服用，建议与胃黏膜保护剂联合应用，减少对胃黏膜的损害。

（6）消化性溃疡伴有幽门梗阻的病人，应尽量少进食或禁食，以减轻胃肠压力，促进溃疡愈合；完全性幽门梗阻的病人，应禁食，给予补液和营养支持治疗。

（7）咀嚼时注意细嚼慢咽，增加唾液分泌，可以稀释、中和胃酸，增加对胃黏膜的保护作用。

118. 病人在溃疡缓解期应该怎么办？

病人在溃疡缓解期的任务是尽量延长缓解期，减少溃疡复发，可采取下述措施预防消化性溃疡的复发。

（1）生活规律化，避免精神紧张和过度劳累，保证定时进餐和足够的睡眠。

（2）进食易消化的食物，避免辛辣、粗糙的食物如韭菜、芹菜等，不要喝浓茶、咖啡，戒除烟酒。

（3）注意保暖，特别是在季节交替时节，注意增减衣服，避免受凉。

（4）尽量避免使用可致胃肠黏膜损伤的药物，如糖皮质激素、非甾体抗炎药（如阿司匹林、保泰松）等。如果确实需要服用时，要在医生指导下服用，最好在饭后服用，尽可能使用在肠道分解吸收的缓释剂型，必要时可加用胃黏膜保护剂或抑酸药。

（5）如果胃内幽门螺杆菌阳性，但已经有效地杀菌治疗彻底根除幽门螺杆菌后，可以不用维持治疗。如果消化性溃疡不伴幽门螺杆菌阳性，则在寒冷季节特别是冬春和秋冬交季时，可服用小剂量的抑酸药预防溃疡的复发。

119. 消化性溃疡的并发症有哪些？

溃疡出血、穿孔、幽门梗阻是消化性溃疡的三个主要并发症。由于有效的抗溃疡药物的应用，穿孔和幽门梗阻的发生率明显下降，出血的发生率则无明显变化。

（1）出血：是最常见的并发症，十二指肠溃疡比胃溃疡更容易并发出血。如果是从溃疡周边黏膜糜烂处渗血，则只表现为黑便，血红蛋白经过肠道细菌分解硫化，形成黑亮的"柏油便"；如果溃疡侵蚀动脉，则可出现呕血（胃酸酸化后呈咖啡渣样，量大时则呕鲜血），排鲜红色血便，病人可出现心慌、冷汗、头晕，甚至休克。有上消化道出血时，应该来医院急诊，进行胃镜检查明确出血的部位及病因，并在内镜下进行各种止血治疗。

（2）穿孔：溃疡向深部发展穿透胃或肠壁而出现穿孔。急性穿孔时胃液或肠液流入腹腔，刺激腹膜，可出现剧烈的腹痛，腹壁硬，有时像木板（称之为板状腹），随后发热，腹腔感染，形成化脓性腹膜炎，需要及时进行外科手术治疗。如果穿孔在后壁，疼痛感可放射至背部。后壁穿孔易与邻近的脏器粘连，胃肠液不致流入腹腔而被包裹，则为慢性或亚急性穿孔。

（3）幽门梗阻：多发生于十二指肠溃疡或幽门口溃疡，由于溃疡处组织炎症、充血、水肿，加之反射性痉挛，使胃内食物不能排入十二指肠，出现上腹胀、呕吐，典型的呕吐物为上餐食物甚至隔夜的食物，严重时可出现脱水和电解质紊乱。经过治疗，急性炎症消退后梗阻可解除，如果是反复发作的消化性溃疡，则由于局部瘢痕形成和收缩，幽门排出道狭窄，形成持续性梗阻，对这种情况常需外科手术治疗。

（4）胃溃疡中有少数可癌变，要定期复查，早期发现。

120. 消化性溃疡穿孔病人的临床表现有哪些？

消化性溃疡穿孔时，病人突然发生上腹部剧痛，呈持续性刀割样或烧灼样痛，阵发性加剧。穿孔后疼痛迅速蔓延至右下腹乃至全腹。腹痛同时可伴有恶心、呕吐，并可出现面色苍白、四肢厥冷、心慌、出汗、脉弱、血压下降等休克表现，因胃肠液流入腹腔，刺激腹膜，出现腹肌紧张，呈板状腹，反跳痛（用手按压腹部出现压痛后，迅速将手抬起，感觉腹痛骤然加剧）明显。

穿孔 1~5 小时后，以上症状可稍缓解，随着腹腔继发性细菌感染，化学性腹膜炎转变为细菌性腹膜炎，令腹痛再次加重，发热、寒战、血中白细胞计数升高。穿孔 10~12 小时后，甚至可出现中毒性休克及中毒性肠麻痹，危及生命。所以病人一旦出现上腹剧痛应及时急诊就医。

穿孔的病人查体可发现急性病容，腹式呼吸减弱，发热，腹部弥漫性压痛、反跳痛、肌紧张、肝浊音界缩小，有积液时腹腔移动性浊音阳性。

腹部平片发现有腹腔游离气体是诊断穿孔的有力证据，因胃肠内气体穿孔后会进入腹膜腔。B超可发现腹腔脓肿，腹腔或胃后壁穿孔导致的小网膜腔积液。值得一提的是，怀疑穿孔的病人不要做胃镜或钡餐检查。可行腹腔穿刺，抽出腹水涂片镜检诊断。

当胃后壁或十二指肠球后壁穿孔时，胃肠内容物局限在小网膜腔内，临床表现可不典型，病情也相对轻，也没有腹腔游离气体，需要医生仔细判断。

 121. 如何治疗消化性溃疡穿孔？

（1）禁食，减少胃内容物及胃内分泌。

（2）补液，防治休克。根据呕吐轻重、血压改变等情况，及时补充电解质，维持水、电解质平衡。

（3）抗生素抗感染，如氨苄西林、先锋霉素类等。

（4）卧床，半卧床体位使腹膜炎局限化，减少毒素吸收。

（5）胃肠减压，吸净胃内容物，减少其流入腹腔的机会。

（6）内科保守治疗的适应证：一般情况好，空腹穿孔，无其他并发症者；腹膜刺激征轻，无腹腔积液者；就医晚，但腹膜炎趋向局限化者，在密切监护下保守治疗。

（7）手术治疗的原则：对一般情况差，进食后穿孔，伴有出血、幽门梗阻、恶性溃疡等其他并发症者，以及腹膜感染严重者。

122. 十二指肠溃疡幽门梗阻病人的临床表现有哪些？

十二指肠活动性溃疡反复发作导致幽门及十二指肠球部局部炎症水肿、痉挛，出现暂时性胃排空障碍，随着病变的发展，溃疡瘢痕形成，可最终导致幽门及十二指肠球部瘢痕狭窄，形成永久性器质性幽门梗阻。发生在幽门口的胃溃疡（良性或恶性）也可造成幽门梗阻。

幽门梗阻大多数为不完全性梗阻，并发幽门梗阻的病人，以往都有溃疡病史，并可有以下表现。

（1）进食后加重的上腹痛、腹胀。

（2）反复呕吐，是常见症状，呕吐物为隔餐或隔夜食物，不含黄绿色胆汁，呕吐后腹痛、腹胀可暂时缓解。

（3）长期呕吐及不敢进食，造成营养不良、脱水，甚至电解质紊乱，严重者可昏迷、休克。

（4）查体可见病人消瘦、皮肤干燥、弹性差、上腹隆起。有的可见胃型及从左向右的胃蠕动波，空腹时手按上腹部或变动体位可闻及水振荡声，也称震水音。

（5）X线钡餐或胃镜检查可确定梗阻是否存在及梗阻的性质。在检查前应下胃管抽空胃内容物，如果怀疑有完全性幽门梗阻，则不应做钡餐检查，因为钡剂无法排出而只能滞留在胃中。

123. 幽门梗阻的治疗方法有哪些？

不同类型的幽门梗阻治疗方案略有不同，大多一般先进行胃肠减压、药物治疗，若保守治疗无效，则考虑进行手术。

（1）对于不完全性幽门梗阻病人，给予流质或半流质饮食，同时用质子泵抑制剂（如奥美拉唑、兰索拉唑等）或 H_2 受体拮抗剂（如西咪替丁、雷尼替丁等）治疗，约半月后幽门和十二指肠球炎症水肿消退，梗阻症状消失，可改为易消化的普食。

（2）对于梗阻症状严重者，应禁食，插鼻胃管将潴留的胃内容物抽出，并以生理盐水洗胃，减轻炎症水肿。同时静脉输液，约 3000 毫升/天，补充每天人体所需的热量及损失的电解质，纠正电解质紊乱，并静脉给予抑酸药（包括质子泵抑制剂和 H_2 受体拮抗剂）。在护理上应准确记录尿量和胃液引流量，避免水、电解质失衡。

（3）对于慢性十二指肠球溃疡、反复发作的十二指肠球溃疡并发幽门梗阻或瘢痕性幽门梗阻，内科保守治疗无效者，则需手术治疗，如胃大部切除术、胃空肠吻合术、迷走神经切断术等。对于伴有幽门不全梗阻的十二指肠球溃疡，胃潴留造成胃窦部扩张，使胃泌素分泌亢进，胃酸分泌增加，内科治疗复发率高。应早期考虑手术治疗，以保证全身的营养状况。

124. 同时患十二指肠溃疡和萎缩性胃炎，需要用抑酸药吗？

不少中老年十二指肠溃疡病人同时也患有萎缩性胃炎，他们常问：既然胃黏膜已经萎缩了，不再分泌胃酸了，为什么还会患十二指肠溃疡呢？还需要用抑酸药治疗吗？实际上萎缩性胃炎分两种类型，一种是 A 型萎缩性胃炎，胃体萎缩，有胃酸缺乏，伴恶性贫血，是自身免疫性疾病，这种胃炎通常不伴十二指肠溃疡；另一种是 B 型萎缩性胃炎，胃窦萎缩为主，多为胃窦部局灶性萎缩，由浅表性胃炎发展而来，幽门螺杆菌感染是主要的致病因素之一。B 型萎缩性胃炎可低酸，但很少无酸，加之幽门螺杆菌感染、胃动力紊乱等攻击因子的作用，可以同时伴发十二指肠溃疡。对于这种溃疡的治疗仍以抑酸药为主，加用胃黏膜保护剂，如果有幽门螺杆菌感染，建议采用四联疗法根除治疗。

三

胃部恶性肿瘤

125. 什么是胃癌？发病率高吗？

胃癌是一种原发于胃的恶性肿瘤，可以向身体其他部位扩散，如不及时治疗，可危及病人生命。

胃癌是我国常见的恶性肿瘤之一。根据 2020 年中国统计数据，在我国，死于恶性肿瘤的病人中，胃癌的病死率占第 3 位；全球每年新发病例约 120 万，中国约占 40%。在我国，胃癌发病最多的区域是西起西北黄土高原，东至辽东半岛，沿海南下经胶东半岛、江苏、浙江及福建一带。其中发病率最高的省份是青海、宁夏和甘肃。患胃癌的病人男性多于女性，年龄以 40~60 岁最多见。我国早期胃癌占比很低，发现时大多已是进展期。随着胃镜检查的普及，早期胃癌比例逐年增高。

126. 哪些因素容易导致胃癌？

经多年的研究认为，胃癌是外在因素和内在因素相互作用的结果，常见病因有感染因素（如幽门螺杆菌感染）、环境因素、饮食因素、遗传因素、癌前病变等。对胃癌来说，外在因素对胃癌的发病起显著作用。外在因素指周围环境所存在的物理、化学或生物（感染细菌和病毒等）致癌因素；内在因素指遗传因素、免疫力、内分泌功能、精神状态及脏器本身的健康状况等。

127. 哪些外在环境因素容易导致胃癌？

导致胃癌的外在因素主要分两方面：

（1）环境因素：大量调查发现，居住在来源于火山土壤附近的居民，胃癌发生率就高，例如日本、智利，以及我国属火山岩地带的河西走廊、黄河上游等地。火山岩地带土壤含硝酸盐过多、微量元素比例失调、存在化学污染等，可能经饮食摄入等途径参与胃癌的发生。

（2）饮食因素：食品的种类和饮食习惯与胃癌的发生有关。多吃盐腌食物（如咸鱼、酸菜等）、熏制食品、霉变食物（如霉变的玉米、花生等）、火腿、反复煎炸的食物，而少吃新鲜蔬菜、水果，则易发生胃癌。经研究，盐腌食物、霉变食物、剩饭菜、食物防腐剂等含硝酸盐及亚硝酸盐，在体内可合成强的致癌物亚硝胺；熏制食品含致癌物多环芳烃类如苯并芘；霉变食物含致癌物黄曲霉素等。饮食不良习惯如进食无规律、狼吞虎咽，喜吃热烫、粗硬食物等都可能诱发食管癌或胃癌。若本身已有慢性胃炎、胃部分切除，胃酸分泌减少、胃酸分泌不足有利于胃内细菌繁殖，促进亚硝胺等致癌物质产生，长期作用于胃黏膜可导致癌变。

128. 哪些内在因素容易导致胃癌？

导致胃癌的内在因素主要为遗传因素、已有疾病癌变等。

（1）遗传因素：胃癌有遗传因素，胃癌病人近亲的胃癌发生率比一般人高 2~4 倍。

（2）癌前病变：①萎缩性胃炎，尤其是合并肠化生时，有可能增加发生胃癌的危险性。当萎缩性胃炎合并中或重度不完全大肠型化生时就有可能发展为胃癌。在癌变过程中，胃黏膜一般先出现不典型增生，即腺体在增生的基础上，细胞结构发生异常改变，介乎于正常细胞和肿瘤细胞之间。其异常改变程度可分轻、中、重度三型。如果出现重度不典型增生则很难与癌细胞相区别，往往作为早期胃癌做手术切除病变的胃组织。因此，重度肠化生，尤其是中度以上不典型增生，应定期复查。目前主要靠胃镜在病变部位活检，以早期发现癌变。据我国资料，萎缩性胃炎经 5～10 年的随诊，癌变率为 2%～3%。②胃息肉如果直径大于 2 厘米，常同时有腺癌组织。息肉的基底宽、多发性胃息肉都容易癌变。③胃部分切除后称为残胃，多年后发生胃癌的危险性增加。一般认为残胃癌多发生在第一次术后 10 年以上，发生率在 1%～16%。④胃溃疡长期不愈合可以发生癌变，发生率一般在 5% 以下。⑤巨大肥厚性胃炎（Ménétrier 病），病例报道显示该病 15% 与胃癌发生有关。

129. 残胃癌是什么？

残胃癌是指行胃大部或部分切除后，残留的胃出现的癌症。

因各种原因行胃大部切除后的残余胃称为残胃，由于胃酸分泌减少，胃内亚硝胺类物质生成增多，加之胆汁反流的刺激，胃癌的发生率比正常人高，为 10%～16%，常发生在吻合口的胃侧，多发生在手术后 10 年以上。所以胃大部切除后的病人，特别是在 5 年以上者，应该每 1～2 年定期行胃镜检查，警惕残胃癌的发生。

近年来，由于抑酸药（如质子泵抑制剂）、胃黏膜保护剂等的广泛应用，大多数消化性溃疡得到了很好的控制，减少了大出血、穿孔、幽门梗阻等并发症的发生，手术治疗大大减少。

130. 什么是早期胃癌？

胃癌按其癌细胞侵犯胃壁的深度分为早期胃癌和中、晚期胃癌。早期胃癌是指癌组织仅限于黏膜下层，即病灶局限且不深于黏膜下层以下的胃癌，不管面积大小，亦不管有无淋巴结转移。一般早期胃癌的最大直径在 1~4 厘米，小于 0.5 厘米称微小胃癌。

131. 什么是中、晚期胃癌？

中、晚期胃癌统称进展期胃癌，是指癌细胞侵犯至黏膜、黏膜下层及以下的胃壁组织：癌细胞侵至胃壁肌层，称中期胃癌；已侵至浆膜层或浆膜外，为晚期胃癌。由于早期胃癌的症状无特异性，故容易被忽略，所以临床上中、晚期胃癌的病人比早期胃癌病人多见。

132. 胃癌的组织学类型有哪些？

胃癌几乎都是腺癌。世界卫生组织近年将胃癌分为腺癌（乳头状腺癌、黏液腺癌、管状腺癌、肝样腺癌、混合型腺癌）、腺鳞癌、髓样癌、鳞状细胞癌、印戒细胞癌、未分化癌等。根据癌细胞的分化程度，可分为高分化、中分化、低分化。

133. 胃癌病人的临床症状有哪些？

早期胃癌部分病人无症状，有症状亦经常误以为消化系统的其他疾病。多数胃癌病人初期有上腹胀痛，但往往以为是胃炎而未加重视；还可见进食后饱胀，食欲减退，日见消瘦。胃癌早期亦可出现黑便或大便隐血阳性（即肉眼看不出大便有血，经化验才发现有血）。

随着胃癌的进展，病程到了中、晚期，病人几乎都有症状。常见体重减轻，上腹疼痛日渐加重，以致难以忍受，胃痛可以无规律，或进食后诱发，另有贫血、食欲减退、乏力等症状。

胃癌发生在不同部位或转移至不同部位，可能出现一些特殊症状：①癌位于胃出口靠近十二指肠的区域（称幽门前区），可以出现类似消化性溃疡的节律性疼痛，服用治疗消化性溃疡药物可使疼痛暂时减轻，但会日渐加重。不少病人一直至经服用治疗消化性溃疡的药物疼痛无缓解时才到医院就诊，此时病情被耽误相当长一段时间，胃癌可能已进入晚期。②癌位于胃入口处即贲门癌，可有进食时通过食管不舒畅感或吞咽困难，胃癌破溃时发生呕血或黑便。③癌位于胃出口处即幽门癌，会使胃出口受阻即幽门梗阻而导致呕吐，食欲差、体重下降、贫血、乏力、上腹包块、锁骨上淋巴结肿大甚至腹水等可以相继出现。④胃癌转移至肝脏，可引起右上腹疼痛、黄疸、发热等。⑤胃癌转移至肺，可引起咳嗽、咯血等，累及胸膜可发生呼吸困难。⑥胃癌出现腹膜扩散者可有腹水。⑦胃癌侵袭至胰腺时，可出现背部放射性疼痛。

134. 可应用哪些检查进一步诊断胃癌？

有以下情况者，应做进一步检查，以便明确是否有胃癌：既往无胃病而近期出现上腹胀痛、进食后饱胀、食欲减退、消瘦或黑便等某一种症状；有胃病的病人近来症状加重；有胃癌家族史；有萎缩性胃炎伴肠化生、不典型增生，有胃息肉、胃溃疡，胃部分切除术后等。

发现胃癌最简便的方法是多次查大便隐血试验，若大便隐血阳性，提示消化道有出血情况，可能有助于胃癌的风险管理，但诊断特异性和灵敏度较低。目前，诊断胃癌甚至诊断早期胃癌最好的方法是胃镜检查和气钡双重对比造影。

胃镜直视下可发现胃黏膜的微小病灶，并可进行活体组织检查（简称活检）或刷取细胞来帮助确诊，能够明确 X 线的可疑发现，胃镜检查结合黏膜组织活检是目前最可靠的诊断手段。由于胃镜的广泛开展，不仅胃癌的诊断准确性可接近 90%，而且可发现许多早期胃癌。X线钡餐检查胃癌仍然是目前重要的方法之一，可发现胃内溃疡和隆起型病灶，但常规的胃钡餐检查难以鉴别良、恶性，诊断胃癌存在误诊。

近年采用双重对比造影技术，使早期胃癌的检出率有所提高。

上述两种方法各有所长，可以互为补充，使胃癌的诊断率上升，而胃镜为首选。辅助 B 超、CT 及磁共振等检查方法，有助于胃癌是否转移至肝或其他器官的判断。

 ## 135. 治疗胃癌的主要方法有哪些？

根据肿瘤分期、病人一般状况和器官功能状态，合理应用内镜治疗、手术、化疗等治疗手段。早期胃癌无淋巴转移时，可采取内镜治疗或手术治疗；进展期胃癌无全身转移时，主要进行手术治疗；复发性胃癌、转移性胃癌，以药物治疗为主。

（1）内镜治疗：内镜下切除为早期胃癌的首选治疗方法，有创伤小、并发症少、恢复快等优点。

（2）手术治疗：手术切除病灶是治疗胃癌主要的方法，有根治性切除手术及非根治性手术（包括姑息性手术、减瘤手术）两种。①根治性切除手术：应当完整切除原发病灶，有可能使部分胃癌病人得以治愈。因此，只要病人满足手术指征（包括全身状况尚好，能够耐受手术，未发现有远处转移等），则应争取手术切除肿瘤，清扫转移的淋巴结及切除受浸润的组织。②姑息性手术：包括短路手术或仅切除原发病灶，此类手术病人的生存期短。③减瘤手术：主要针对不可切除的肝转移、腹膜转移等无法治愈因素进行胃切除，目前暂不推荐应用此方法。

（3）化疗：早期胃癌根治术后不伴有任何转移，可以不再给予化疗，而进展期胃癌术后应予化疗。对于不能手术的胃癌病人，可在医生指导下做化疗，以改善生活质量、延长寿命。化疗药物有氟尿嘧啶、替加氟、丝裂霉素、多柔比星、顺铂、卡铂、依托泊苷等，一般采用 2~3 种药物联合化疗，不能承受联合化疗者可采用单一药物化疗。

四

幽门螺杆菌

 136. 幽门螺杆菌是什么细菌？

　　幽门螺杆菌（Hp）是与人消化系统疾病关系密切的一种需氧细菌，革兰染色阴性，光学显微镜下呈螺旋形（S形）或者弧形弯曲，电子显微镜下呈一种单极多鞭毛、末端钝圆、菌体作螺旋形弯曲。幽门螺杆菌在大气中和绝对厌氧环境中均不能生长，需要生长微环境中含5%~8%氧气。另外，生长微环境需保持95%以上的相对湿度。幽门螺杆菌生长缓慢，对生长环境的营养条件要求较高，可以抵抗胃酸，在37℃ pH 7.0~7.2微环境中，通常需要3~5天甚至更长时间的培养，才能形成针尖状小菌落。进入人体后，幽门螺杆菌可以在胃黏膜上皮细胞中生存繁殖，产生毒素，导致消化性溃疡。

137. 幽门螺杆菌的感染途径有哪些？

　　在自然环境中，幽门螺杆菌仅寄居于人类，人是唯一传染源，人与人之间传播是唯一传播途径，主要通过粪-口传播、口-口传播，还可有医源性感染。

　　（1）粪-口传播：卫生条件差是高危因素，正常人接触了感染者的粪便，若不洗手就可通过进食等方式接触自己的口腔，就可能感染幽门螺杆菌。

　　（2）口-口传播：直接接触幽门螺杆菌感染者的唾液、呕吐物、食物等；儿童与父母或保姆同床也是幽门螺杆菌感染的高危因素；如有幽门螺杆菌感染的父母不注意喂养方式，将咀嚼后的食物喂给儿童，就很容易将幽门螺杆菌传染给儿童；胃酸分泌减少、营养状况差、免疫功能低下等均是儿童感染幽门螺杆菌的高危因素；职业因素如胃肠科医护人员受感染可能性更大，密切接触增加传播机会。

（3）医源性感染：在医疗过程中，由于器械受幽门螺杆菌污染且未经彻底灭菌就使用，则可能会引起传播；其他如口腔科、儿科婴儿室亦可引起医源性传播。我国是幽门螺杆菌感染高发区，如果不警惕，医源性传播有可能更普遍。

幽门螺杆菌非常顽固，人一旦受到感染，如果未采用正规方案治疗将终生受累，自愈率接近零。感染率随年龄增长而上升。若发现存在幽门螺杆菌感染，应及时治疗。

 138. 幽门螺杆菌的致病机制是什么？

幽门螺杆菌的自然定植部位在胃黏膜上皮表面和胃黏液的底层。胃腔内酸度很高，在这种高酸环境下，多数细菌均可被杀灭。幽门螺杆菌要达到胃黏膜上皮表面和黏液层这个特殊的生态圈内进行定植，首先要靠幽门螺杆菌本身所具有的动力穿过黏液层，其次还要抵抗胃酸和其他不利因素的杀灭作用。

幽门螺杆菌在体内呈螺旋状，这种形状为幽门螺杆菌在黏稠的胃液中运动提供了基础，幽门螺杆菌所具有的鞭毛的摆动则为幽门螺杆菌的运动提供了足够的动力，使其穿过黏液层。

幽门螺杆菌所产生的尿素酶和某些蛋白质对于抵抗胃酸起着重要作用。幽门螺杆菌还会产生一种抑制胃酸分泌的蛋白质，使局部胃酸分泌减少，以利于它的定植。幽门螺杆菌产生过氧化物歧化酶（SOD）和触酶（过氧化氢），能保护自身不受中性粒细胞的杀伤作用。

幽门螺杆菌一旦穿过黏液层，与上皮细胞接触后会使肌动蛋白收缩，形成黏着蒂样改变。幽门螺杆菌黏附于胃上皮表面也是其能在胃黏膜表面定植的必要条件，可避免使其与胃内的食物一起被排空。

　　幽门螺杆菌的毒素、有毒性作用的酶以及幽门螺杆菌诱导的黏膜炎症反应均能造成胃黏膜屏障的损伤。幽门螺杆菌所含的有毒性作用的酶有尿素酶、黏液酶、脂多糖、脂酶和磷脂酶 A、溶血素及细胞毒素。幽门螺杆菌感染后胃黏膜上皮细胞变性、坏死、炎症细胞浸润，中性粒细胞被激活后会释放反应性氧代谢物和蛋白溶解酶，产生急性炎症反应，同时单核细胞、巨噬细胞、嗜碱性粒细胞、嗜酸性粒细胞也被激活，释放各种炎症介质及细胞因子，促进和加重炎症反应；此外，还可引起固有层 T 淋巴细胞和浆细胞浸润，刺激这两种细胞产生特异性抗体，参与体液免疫；幽门螺杆菌感染后能诱发机体的自身免疫反应，形成的抗体与人胃窦部抗原有交叉免疫反应。炎症反应和免疫反应造成胃黏膜屏障的损害，进而导致疾病的形成。

　　幽门螺杆菌产生的慢性炎症可导致细胞增生和自由基的形成。在细胞增生的过程中，DNA 的复制可能会发生错误。这样就会产生基因突变；慢性炎症使非胃型上皮生长加速，壁细胞数量减少，胃酸分泌相应减少，使胃内其他共生菌过度繁殖，这些细菌将硝酸盐降解为亚硝酸盐，再形成亚硝胺，发生致癌效应。目前认为幽门螺杆菌与胃癌有关，有人提出假说认为从炎症到癌变的过程是：慢性炎症→萎缩性胃炎→肠化生→不典型增生→癌变。

139. 幽门螺杆菌感染与慢性胃炎有关系吗？

　　临床研究证实，幽门螺杆菌在慢性活动性胃炎的检出率达98%～100%，说明慢性胃炎，尤其是慢性活动性胃炎与幽门螺杆菌感染关系密切。

　　幽门螺杆菌在胃炎中有致病作用的证据为：①幽门螺杆菌的感染

率与慢性胃炎的发病率大致呈平行关系；②幽门螺杆菌的检出率随年龄的增长而上升，这与慢性胃炎的发病率与年龄之间的关系也是一致的；③用有效抗菌药物根除幽门螺杆菌后，病人的临床症状和慢性胃炎的病理改变也随之有所好转。

在健康志愿者，口服幽门螺杆菌 3 天后就出现上腹痛、恶心、呕吐等症状，胃镜下胃黏膜呈现明显的炎症现象，证实幽门螺杆菌可以引起急性胃炎。感染幽门螺杆菌后，胃黏膜出现炎症反应，有多核细胞浸润和淋巴细胞、浆细胞、嗜酸性粒细胞等慢性炎症细胞浸润，提示可能为慢性胃炎。这都说明幽门螺杆菌感染与胃炎有关。

140. 幽门螺杆菌感染引起慢性胃炎的致病机制是什么？

（1）幽门螺杆菌为螺旋形，具有鞭毛结构，可在黏液层中自由泳动，广泛分布于胃内。

（2）幽门螺杆菌黏液上具有靶位，可与上皮细胞及黏液的糖蛋白和糖脂靶位结合。

（3）与黏膜细胞紧密接触，使微绒毛脱落，细胞骨架破坏。

（4）产生多种酶及代谢产物，如尿素酶及其产物氨、过氧化物歧化酶、蛋白溶解酶、磷脂酶 A2 和磷脂酶 C。尿素酶在胃内可水解大量尿素产生大量氨，而氨在动物实验可造成显著的胃黏膜损害。

（5）细胞毒素：可引起细胞的空泡变性，对细胞造成毒性破坏，导致炎症。

（6）免疫因素：通过对幽门螺杆菌产生抗体，亦可造成自身的免疫损伤。

141. 幽门螺杆菌感染与十二指肠球部溃疡有

关系吗？

幽门螺杆菌与消化性溃疡特别是十二指肠球部溃疡密切相关。

幽门螺杆菌根据其产毒与否分为产毒株和非产毒株，从十二指肠溃疡病人体内分离出的多为产毒株，同时动物试验也证实产毒菌株可使胃黏膜产生特异的空泡变性和坏死，提示幽门螺杆菌的产毒株与十二指肠关系密切。

幽门螺杆菌引起的胃炎是发生十二指肠溃疡的一个重要基础。流行病学研究表明，胃炎的分布部位、严重程度及进展情况与胃酸分泌及十二指肠溃疡的发生密切相关，幽门螺杆菌感染人群发生十二指肠溃疡的危险为非幽门螺杆菌感染者的 9 倍以上。幽门螺杆菌感染在世界各地广泛存在，80% 以上的十二指肠溃疡病人存在幽门螺杆菌感染，相反，在澳大利亚幽门螺杆菌感染率低于 5% 的土著居民中则很少发生十二指肠溃疡。

根除幽门螺杆菌，可加速溃疡的愈合及减少溃疡的复发，传统的抑酸药加抗生素可促进溃疡愈合，有报道分析，总结 700 例十二指肠溃疡的复发情况，未根除幽门螺杆菌者一年内溃疡复发率达 80%，而根除幽门螺杆菌者，则仅为 4%，差别非常显著。

现有资料尚不能证明幽门螺杆菌与十二指肠溃疡的病因关系，多数学者认为幽门螺杆菌是十二指肠溃疡发病诸因素中非常重要的因素。感染幽门螺杆菌产毒菌株可产生严重的组织炎症，引起中性粒细胞的快速激活，并刺激胃上皮产生细胞因子（主要为白介素-8），从而诱发炎症，发生十二指肠溃疡。

142. 幽门螺杆菌感染与胃癌有关系吗？

目前大多数人认为：胃癌可能是幽门螺杆菌长期感染与遗传因素、环境因素等其他因素共同作用的结果。在慢性胃炎→胃黏膜萎缩→肠化生→不典型增生→胃癌这一癌变模式中，幽门螺杆菌可能起着先导作用，是胃癌发生的必要条件，而不是唯一条件。1994 年世界卫生组织的国际癌症研究机构已将幽门螺杆菌列为第 Ⅰ 类致癌原。

第一，胃癌高发区、国家和人群具有较高的幽门螺杆菌感染率，与胃癌的死亡率呈明显正相关。但也有调查发现，部分地区人群的幽门螺杆菌感染率高达 80% 以上，但胃癌的发病率并不高，这提示其他因素亦参与胃癌的发病，幽门螺杆菌并非唯一的病因。第二，幽门螺杆菌感染与胃癌具有共同的流行病学特点，二者都随年龄的增长而增加。幽门螺杆菌感染高发于社会经济发展水平较低下的国家和地区，而在低经济收入及低社会层次的人群中以及发展中国家中，胃癌的发病率也相对较高。第三，在胃癌高发地区，幽门螺杆菌感染较早出现，早年感染幽门螺杆菌的人群易出现慢性活动性胃炎和肠化生等病变，从而增加了胃癌发生的可能性。一般认为，从病因接触到胃癌发生需要 10~20 年或更久的时间，而成年人胃癌发生的危险性取决于儿童及少年期的状况。研究表明，早期胃癌病人的幽门螺杆菌阳性率显著高于健康对照者，也高于晚期胃癌病人，提示幽门螺杆菌感染在早期胃癌的发生中起重要作用；幽门螺杆菌感染在年轻的胃癌病人的发病中起重要作用，而这类病人的胃癌大多数为弥漫型胃癌，与具有萎缩性胃炎背景的肠型胃癌一样与幽门螺杆菌感染有密切关系。我国大规模的流行病调查中，普通人群幽门螺杆菌感染率为 28%~96%，感染率与胃癌死亡率的相关率为 40%。

幽门螺杆菌感染与癌前相关性病变的发生有关，萎缩性胃炎的发病提前及其病灶扩大、病变进展，可使肠化生的出现提前，尤其是不完全型肠化生和重度肠化生；在伴有肠化生的幽门螺杆菌相关性胃炎中，完全性肠化生、增殖性不典型增生、腺瘤性异型增生数量均较幽门螺杆菌阴性胃炎病人显著增加。另外研究提示，胃癌发病的危险性与幽门螺杆菌抗体效价有一定的剂量-效应关系；胃癌病人感染的幽门螺杆菌有菌株特异性。幽门螺杆菌感染主要作用于癌变的起始阶段，即在活动性胃炎、萎缩性胃炎和肠化生的发展中起主要作用，而在萎缩和肠化生形成后是否还具有促进作用，尚不清楚。许多肿瘤的发生均与慢性炎症有关，慢性炎症可以从多个途径参与并促进肿瘤的发病。

143. 幽门螺杆菌感染的诊断方法有哪些？

（1）快速尿素酶试验：幽门螺杆菌可以产生尿素酶，分解尿素产生氨和二氧化碳，使 pH 升高。实验试剂中含有尿素、pH 指示剂（酚红）、缓冲液和防腐剂，在酸性 pH<6.8 时，酚红呈黄褐色。活检组织中的幽门螺杆菌产生的尿素酶分解尿素产生氨后，使试剂的 pH 变为碱性（>8.4），酚红由黄褐色变为红色或紫红色。该试验操作简便易行，是有创检测幽门螺杆菌感染的首选方法，有经验的观察者应用本法诊断幽门螺杆菌感染的准确性也可达 90% 以上。

（2）血清学检测：幽门螺杆菌菌体表面存在多种抗原组分，可刺激宿主产生免疫反应，其中体液免疫主要是 IgG、IgA、IgM 抗体的产生。通常检测的幽门螺杆菌抗体是针对尿素酶的 IgA，部分试剂盒检测 CagA 和 VacA 抗体，不过这种方法无法区分病人是正在感染还是既往感染，常用于人群中一段时间内幽门螺杆菌感染情况的流行病学调查，在常规临床诊断中应用价值不大。另外，胃黏膜严重萎缩的病人存在幽门螺杆菌检测干扰因素或胃黏膜菌体量较少，采用其他检测方法容易出现假阴性结果，而血清学检测一般不受影响，故也适于胃癌筛查。

（3）细菌培养：是诊断幽门螺杆菌感染的金标准。但要求具有一定的厌氧培养条件和技术，作为常规诊断手段不易推广。

（4）组织病理学方法：通过胃镜或其他途径从胃黏膜取材、包埋、切片、染色、镜检，进行组织学和幽门螺杆菌检测，对有经验者来说是诊断幽门螺杆菌感染的金标准之一。有苏木精-伊红（HE）染色、沃森-斯塔里（Warthin-Starry）银染色，此法的不足之处主要是创伤性较大，操作也较复杂，且取材部位可能会影响检测结果。

（5）尿素呼气试验：是临床常用的非侵入性检测方法，让病人口服 ^{13}C（碳的同位素）或 ^{14}C 同位素标记尿素，尿素随后被胃内幽门螺杆菌尿素酶分解产生 $^{13}CO_2$ 或 $^{14}CO_2$，阳性病人可在呼出气中检测出 ^{13}C 丰度（$^{13}C/^{12}C$ 比例）和 ^{14}C（放射性）活性，从而确诊幽门螺杆菌感染。该法诊断的阳性率及特异性均较高，被认为是除细菌培养外的诊断金标准，但 ^{13}C-尿素呼气试验需要气体质谱仪，^{14}C-尿素呼气试验有一定的放射性，且也需要液体闪烁仪等贵重仪器，限制了它的推广使用。尿素呼气试验检测前，应停用质子泵抑制剂、抗生素、铋剂两周，避免干扰试验的准确性。此检测方法可造成放射性污染，孕妇和儿童不适用。

（6）基因诊断。

（7）粪便检测：抗原标本为粪便，抗体标本为血液、血清、指尖血等，通过寻找与幽门螺杆菌感染相关的粪便中的抗原来确定是否感染。与尿素呼气试验一样，应提前停用质子泵抑制剂、抗生素和铋剂，以免影响检测结果。

临床诊断幽门螺杆菌感染阳性标准：①细菌培养阳性；②组织切片染色见到大量细菌者；③组织切片染色未见到大量细菌，快速尿素酶试验、尿素呼气试验、血清学检测、分子生物学检测任二项阳性者；④所有检查应排除两周内服用抗生素药物者。

144. "胃是否有毛病，吹口气就清楚了" 的看法对吗？

这种说法不完全对。在门诊常可遇到病人要求做"吹气试验"来检查有无胃病。所谓"吹气试验"是指同位素标记的尿素呼气试验，口服 ^{13}C 或 ^{14}C 标记的尿素后，如果胃内有幽门螺杆菌存在，该菌产生的尿素酶则可以分解尿素，形成二氧化碳和水，带有同位素标记的二氧化碳弥散到血管内经过肺呼出，可以通过仪器来测定。这个方法对于检测胃内有无幽门螺杆菌感染是一个很好的无创检查，但是不能确定胃内有什么样的病变，绝对不能代替胃镜检查。

145. 如何治疗幽门螺杆菌感染？

幽门螺杆菌感染与许多消化系统疾病有关，一旦感染了幽门螺杆菌，如不进行治疗将终生带菌，自愈率极低，故国内外专家认为明确幽门螺杆菌感染还是应积极治疗。

体外药敏试验证实幽门螺杆菌对 50 种以上抗生素敏感，然而体内证实真正敏感的抗生素只有阿莫西林、克拉霉素、四环素、甲硝唑、呋喃唑酮、庆大霉素等。任何单一药物对幽门螺杆菌的根除率仅为 0～20%，所以幽门螺杆菌感染的治疗必须采取联合治疗。联合治疗有三联、四联疗法。

（1）三联疗法：通常由 2 种抗生素+1 种质子泵抑制剂组成。常用抗生素有阿莫西林、克拉霉素、甲硝唑、左氧氟沙星、四环素等。常用的质子泵抑制剂有奥美拉唑、埃索美拉唑、兰索拉唑、雷贝拉唑等。若对青霉素过敏，采用不含阿莫西林的组合；对甲硝唑耐药的病人，可采用奥美拉唑+克拉霉素+阿莫西林。

（2）四联疗法：通常由 2 种抗生素+1 种质子泵抑制剂+1 种铋剂

组成。常用铋剂有果胶铋、枸橼酸铋钾、复方铝酸铋等。

目前根除幽门螺杆菌的总疗程为两周，完成治疗并停药 1 个月后，进行尿素呼气试验复查是否已根除幽门螺杆菌。若未能根除幽门螺杆菌，应等 3~6 个月后进行第二次根除治疗，分析失败原因，研究药敏结果、是否存在药物代谢、服药依从性等，综合感染情况、病人自身条件等，评估后选择相应的药物治疗。在治疗过程中，病人注意分餐而食、消毒餐具，防止交叉感染。

146. 哪些人需要接受根除幽门螺杆菌治疗？

1990 年，世界胃肠病会议及美国国立卫生院标准：有幽门螺杆菌感染的消化性溃疡（包括胃及十二指肠溃疡），无论是首次发病还是再发，除了要用抗胃酸分泌的药物之外，还必须要用抗菌药物治疗。虽然研究提示幽门螺杆菌与胃癌的发生有一定关系，但二者之间的确切机制尚需进一步研究，当前并不推荐以出于预防胃癌为目的而进行幽门螺杆菌的根除治疗。目前多数人主张慢性活动性胃炎和胃黏膜相关性淋巴样组织淋巴瘤的病人也必须进行幽门螺杆菌的根除治疗。

147. 如何判断幽门螺杆菌的治疗效果？

目前存在着幽门螺杆菌清除和根除两个概念，清除是指治疗结束时复查幽门螺杆菌阴性；根除是指停止治疗 4 周之后复查幽门螺杆菌阴性。目前我国沿用"根除"来作为评估治疗幽门螺杆菌感染疗效的标准。现国内外普遍认为尿素酶试验、组织切片染色及细菌培养相结合作为诊断幽门螺杆菌感染的"金标准"。"金标准"阳性才能诊断幽门螺杆菌感染，"金标准"阴性方认为幽门螺杆菌被根除。

148. 根除幽门螺杆菌治疗的常见不良反应有哪些？

消化道症状最常见，包括恶心、呕吐、食欲缺乏、腹泻，超过半数的病人口中有金属味，另外可见到过敏反应如皮疹、药物热、哮喘、光感性皮炎等，其他偶见血液、神经、心血管及内分泌系统反应。不良反应发生频率取决于治疗的长期性和甲硝唑的大剂量应用。增加药物剂量和抗生素种类，不良反应发生频率也会增加；另外不良反应发生与疗程有密切关系，疗程越长，不良反应越严重，耐受性越差。目前根除幽门螺杆菌的疗程普遍为两周。

149. 影响幽门螺杆菌感染治疗效果的因素是什么？

影响幽门螺杆菌治疗的影响因素如下。①胃内 pH：应尽量避免使用在酸性环境下容易失去抗菌活性的药物；②幽门螺杆菌对抗菌药物耐药：必要时可进行幽门螺杆菌药敏检测；③吸烟：可影响某些药物的生物活性从而降低治疗效果；④其他因素：如服药时间、服药次数、药物剂量及药物与细菌的接触时间、口腔牙菌斑中的幽门螺杆菌。增加服药次数、空腹给药及混悬制剂均可延长抗菌药物与细菌的接触时间，增强疗效。

五

胃　　镜

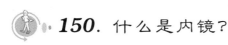

150. 什么是内镜？

　　胃镜是内镜的一种。内镜一词的英文为 endoscopy，源于希腊语中的 endo（内部之意）和 skopein（观察之意），即为窥视人体深部腔道的一种方法。

　　目前内镜根据其制作原理分为纤维内镜和电子内镜。①纤维内镜：是根据光导纤维的全反射原理制作而成，肠管或其他腔内黏膜结构通过光导纤维从腔内的一端送到体外，这样医生可以观察腔内的表面结构。②电子内镜：是在内镜前端安装一个称为"微型摄像机"的 CCD（即电荷耦合固体件），CCD 可以把腔内结构的图像转变为电能经电缆传送到体外，之后对其电信号经计算机处理形成图像，显示在电视监视器上，这样医生就可以在屏幕上看到病人的腔内结构。电子内镜不像纤维内镜存在光导断裂的情况，CCD 的像素高于光导纤维，所以电子内镜比纤维内镜的图像颜色更真实，利于图像存储与采集，便于分析。

　　内镜除有上述观察腔内结构的系统外，还有照射的光源、送气、送水、活检钳孔道及角度钮等。光源是作为腔内观察照明之用，是体外光源经导光纤维送入。送气可以使管腔扩张、展开，送水可以冲洗掉镜面上的污物。孔道可以使活检钳插入，从胃黏膜表面钳取少许组织进行病理检查，或插入其他附件来进行治疗。

　　随着电子内镜与各种先进技术的结合，内镜的用途进一步被拓宽，如用于穿刺病理检查、进行微创治疗等。

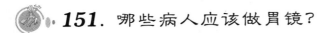

151. 哪些病人应该做胃镜？

胃镜诊断结果可靠，检查又非常安全，因此胃镜的适应证相当广泛。凡是怀疑有食管炎症、食管溃疡、肿瘤、狭窄、裂孔疝及食管静脉曲张者；怀疑有胃黏膜炎症、胃溃疡、胃肿瘤、胃癌以及十二指肠球溃疡、十二指肠球炎、十二指肠球变形、十二指肠憩室、十二指肠癌及上消化道异物等疾病，都可由胃镜做出诊断。

对下列病人可行胃镜检查：①上腹不适，原因不明，疑为上消化道病变者；②对于原因不明的急性上消化道出血者，胃镜不仅可用于检查诊断，还可进行胃镜下止血治疗；③有上消化道症状，而 X 线钡餐检查未能发现病变、未能确定或未能解释的病变性质者；④已确定上消化道病变，需随访复查者，如消化性溃疡、萎缩性胃炎、反流性食管炎等；⑤食管、胃内异物需取出；⑥需胃镜进行治疗者，如止血、食管内支架放置、上消化道息肉切除等；⑦手术后随访或经药物等治疗，需前后对比观察。凡有上述情况的病人，都应积极配合医生行胃镜检查，及时明确病因，以免延误病情。

152. 哪些情况需要做胃镜下活检？

胃镜下活检，即胃镜检查时，通过活检孔插入活检钳，用活检钳钳取一些黏膜组织，用这些组织在体外进行进一步检查的过程。其目的是通过应用这些组织在体外的检查来明确一些疾病的诊断。

取出的组织都做什么用呢？一般来讲，可疑疾病不同，需要做的检查也不同。如把组织切成细薄片，进行各种染色后，在显微镜下可以观察到有无癌细胞、炎症细胞或其他特殊细胞，有无细菌存在，由此可以诊断癌症、炎症、细菌感染等疾病。如用它来进行细菌培养，可以诊断有无幽门螺杆菌存在。如用它可能存在的一些特殊物质来诊断某些疾病，如果组织内有幽门螺杆菌，其分泌的尿素酶可分解尿素为氨，而氨是碱性，在碱性环境下指示剂酚酞可显红色，通过这一原理，如果把组织放入有尿素和酚酞的溶液中，显示为红色，则证明有幽门螺杆菌的存在。随着科学的发展，一些特殊检查还不断出现，利用组织进行的检查还不断在增多。

目前，在下列情况下我们都应考虑进行活检。①需要应用病理检查以明确诊断，如溃疡、隆起、糜烂等。溃疡发生的部位不同，其处理也有所区别，十二指肠溃疡恶性者极罕见，而胃溃疡有时根据形态很难区分其良、恶性，个别病人胃溃疡都愈合了，然而在愈合的瘢痕上取活检还发现有癌细胞。因此，对十二指肠溃疡除个别情况有怀疑恶变外一般无须取活检，而胃溃疡在急性期或愈合期（包括治疗后复查）都应该取活检以排除恶变。②需要明确有无幽门螺杆菌感染者。③对于一些疾病如淋巴瘤等，其病变位置比较深，一般的活检钳所取的深度不够，则应考虑行黏膜大活检。黏膜大活检就像切息肉一样，从黏膜上切一块组织进行检查。

活检是取胃肠的表面黏膜，黏膜没有感觉神经，所以活检时病人没有疼痛的感觉。因为取活检对局部黏膜是一种创伤，所以取活检当时可以有少量渗血，但是很快可以自行止血。极个别情况，在活检处血供丰富或有血管或血管瘤时，取活检可能会引起较大量的出血，出现上述情况即应进行胃镜下止血，如果胃镜下止血不成功可考虑外科手术治疗。除了行黏膜大活检外，一般不会发生穿孔，一旦发现穿孔应及时进行手术治疗。除了行黏膜大活检外，普通黏膜的活检很安全，无痛苦。

153. 哪些病人不宜做胃镜？

多数情况下禁忌证是相对的，而且随着技术的进步，禁忌证也在不断减少，但有以下情况的病人是不能行胃镜检查的：①严重心肺疾病（如严重心律失常、心力衰竭、严重呼吸衰竭等），无法耐受胃镜检查者，必要时应在监护下进行操作；②怀疑有食管、胃、十二指肠穿孔者，尤其急性期；③腐蚀性食管炎、胃炎、巨大食管憩室；④急性重症咽喉部疾病，胃镜不能插入者；⑤生命处于休克或其他危重状态者；⑥不能合作的精神病病人或有严重智力障碍者、神志不清、失眠者；⑦主动脉瘤，或有严重颈胸段脊柱畸形者；⑧有急性病毒性肝炎或胃肠道传染病者应推迟胃镜检查；对慢性乙肝病毒或丙肝病毒携带者、艾滋病病人有特殊的消毒措施，避免交叉感染。

 154. 胃镜检查的并发症有哪些？

多年的临床实践证明，胃镜检查具有很高的安全性，但有时也会发生一些并发症。并发症发生的原因可能与胃镜检查指征掌握不严、操作不慎，个别病人体质异常或病人不配合检查等有关。并发症通常分为严重并发症和一般并发症。据资料统计，并发症的发生率为0.03%~0.20%，严重并发症的发生率仅为万分之一。

（1）一般并发症：是指下颌关节脱臼、喉头痉挛、咽喉部损伤、腮腺肿大、食管贲门黏膜撕裂等。

（2）严重并发症：是指心脏意外，严重出血、穿孔、感染、低氧血症等。

1）心脏意外：主要是指心绞痛、心肌梗死、心律失常和心搏骤停。有报道心律失常发生在术中不少见，但是因心律失常致死的报道罕见。其他如心绞痛、心肌梗死、心搏骤停发生率并不高，为0.005%~0.020%。这可能与插镜时刺激迷走神经及合并低氧血症有关系。因此，冠心病病人应按需服用扩血管药；有近期心绞痛发作应告知医生，让医生采取相应措施。一旦发生心脏意外，应立即停止检查，积极抢救。

2）食管、胃肠穿孔：是内镜检查的一个严重并发症，多是由于操作粗暴、盲目插入胃镜导致，其后果是严重的，发生率为 0.03% 左右。一般多发生在食管下段和咽喉犁状窝，主要症状是立即出现剧烈的胸背上部疼痛、纵隔气肿和颈部皮下气肿，一旦出现上述症状应立即行 X 线检查以明确诊断。其他部位的穿孔还有胃和十二指肠，其主要表现是腹部剧烈疼痛，此时 X 线检查发现膈下气体即可诊断。穿孔的诊断一旦明确，则应立即进行手术治疗。

3）感染：操作时间过长可能导致病人出现吸入性肺炎，大多数是在应用了超剂量的镇静剂后发生。胃潴留、大量出血或老年体弱也可能是吸入性肺炎的原因。其主要表现是术后出现发热、咳嗽、咳痰或胸闷、气促等，胸部 X 线检查有肺炎表现者应考虑有无吸入性肺炎，及时进行抗感染治疗可以避免病情的恶化。内镜下治疗也可能发生局部继发感染。另外，为了防止乙肝病毒、丙肝病毒的传播，相关病毒携带者或阳性者检查后应对胃镜进行消毒。

4）出血：有呕血、黑便等表现，大多因为操作粗暴、活检产生创伤、内镜下治疗后止血不当等所致，应及时扩容和止血。

5）低氧血症：也是内镜检查的并发症之一，通常由于内镜压迫呼吸道引起通气障碍或病人憋气等所致，一般停止检查后及时吸氧能好转。

155. 什么是超声胃镜？

超声胃镜是在胃镜前端放置一个超声探头，探头频率为 7.5 ~ 20 兆赫兹，可以清楚显示胃壁各层结构，同时由于它不受肠气影响，更接近腹膜后器官，这样可以显示胰腺较小病变。

超声胃镜可应用于：①胃癌、食管癌的分期，可以了解胃癌的浸润深度及判断淋巴结转移与否；②胃镜或上消化道造影检查疑为黏膜下肿瘤时，它可以进一步明确病变位于胃壁的哪一层，根据超声特点判断组织的性质等；③胰腺及胆道的各种疾病的诊断，以及进行超声引导下穿刺、置管、引流等治疗。

156. 胃镜检查会引起交叉感染吗？

交叉感染是指本来存在一个病人身上的致病菌或病毒，通过空气或各种医疗器械等途径传到另一个病人身上并致病。胃镜也是医疗器械，镜身很昂贵，不可能一次性使用，因此，会用它来检查很多病人。

为了防止交叉感染，首先在检查前会常规进行乙肝、梅毒、艾滋病等传染病检查，检查阳性者单独使用一条镜身进行检查，而检查阴性者则另外使用一条镜子进行检查。其次，完成每一例检查都要对胃镜进行常规的三次清洗，即第一次为清水、第二次为消毒剂、第三次为清水，且对镜身表面以及活检孔道都进行清洗、消毒。对已用过的活检钳及其他内镜配件也都进行同样的消毒。最后，完成每天的工作后，在胃镜回库之前还要进行一次全面彻底地清洗和消毒，并予吹干、擦干后保存。同时，新型的全防水型内镜以及各种高功能洗镜机为内镜彻底消毒提供必要的条件。目前可供使用的很多消毒剂（如2%戊二醛、氯己定等）对各种细菌、病毒、真菌以及芽孢等都有很强的杀灭作用，且无腐蚀性，经临床验证表明都是良好的消毒剂。

可见，如果对病人检查前进行严格的筛选，对胃镜及其附件进行严格而彻底的消毒，接受检查的病人是没有必要担心交叉感染的。

157. 电子胃镜比纤维胃镜好受吗？

电子胃镜与纤维胃镜区别在于，电子胃镜是通过摄像机把胃图像摄取以后经光缆送到电视屏幕上，而纤维胃镜是胃内图像经光导纤维送到医生视野里。在观察时，电子胃镜可能比纤维胃镜分辨率要高一些，也就是能看得清楚一些。二者都需要光导纤维传送光线，都需要充气、注水等装置，都需要插入管，因此用电子胃镜不会比纤维胃镜好受，反之亦然。随着科学技术的发展，现在多大医院都是用电子胃镜检查，较少使用纤维胃镜。

158. 胃镜和 X 线钡餐造影，哪个更好？

胃镜检查使医生能通过光导纤维或摄像机对胃肠腔内情况进行观察，具有直观、生动等特点。胃镜可对病变的形态、色泽、质地及胃肠的蠕动情况进行全面观察，对一些微小的病变也能清楚地显示。同时，通过胃镜活检孔可以取组织进行病理检查，对某些病变尚可通过胃镜进行治疗。不过，胃镜检查需要经口插管，检查时病人有些不适感觉。如果进镜过程中遇到局部狭窄，镜身不能通过，那么狭窄远端的情况则不能明确。

X 线钡餐造影是病人先服入一种不透过 X 线的药物——硫酸钡，调成糊状的硫酸钡可以均匀地涂在黏膜表面，然后再口服产气泡的药物，则产生的气体可使胃腔胀大，这样就可以在 X 线下观察黏膜是否光滑，胃的皱襞是否完整；还可以观察服钡过程，以及随着腹部局部加压，可以看到钡剂的流动情况，了解胃肠的蠕动情况。X 线钡餐造影没有痛苦，对一些心肺功能不全者也适用。不过，如果钡剂本身颗粒大，涂抹不均匀，观察不细心，则一些微小病变容易遗漏。另外，X 线钡餐造影只能观察形态、蠕动情况等，不能用以活检，因此不能知道病变的病理情况。胃黏膜的浅小病变也容易遗漏，而且有时会出现一些假象。

可见，胃镜检查及 X 线钡餐造影各有特点，各有其优缺点。比如，一个病人主诉是吞咽困难，经胃镜检查可见食管狭窄、隆起，镜身不能通过，经活检病理证实为食管癌。下一步应进行手术治疗，但是不知道病变的范围有多大，这样还需要进行 X 线钡餐造影了解病变范围以利于术前对手术的难易程度进行估计。这两个检查很难说哪一个更好，它们互相补充，要根据病情而进行选择。

159. 胃镜检查可以用"吹口气"检查替代吗？

"吹口气"检查一般是指$^{13}C/^{14}C$尿素呼气试验，是为了检测胃内有无幽门螺杆菌（Hp）的存在。目前研究表明，Hp可能与很多胃、十二指肠疾病（如胃炎、消化性溃疡等）的发生有一定关系，可能是这些疾病的病因之一，但是有Hp存在并不一定有消化性溃疡的发生，且有的人虽然有消化性溃疡，但不一定就有Hp的存在。假设一个有上腹痛的病人来就诊，如果"吹口气"检查发现Hp阳性，但是还是不知道病人到底得了什么病，只知道有Hp感染；如果结果是阴性，还是不知道病人得了什么病。可见，仅知道Hp感染对疾病诊断帮助不大。

胃镜检查可以观察食管、胃和十二指肠上段黏膜的变化，可以了解有无溃疡或炎症的存在，同时结合活检病理或其他检查可以对一些疾病做出明确诊断，同时可以明确有无Hp的存在。上腹痛这一症状有时特异性不强，有的消化性溃疡病人可以没有腹痛，有时上腹痛是由于胆道疾病、胰腺疾病或心脏疾病所引起，如果做胃镜检查没有发现可以引起上腹痛的疾病，那么我们就可以排除上消化道疾病，然后进一步寻找其他原因，如胆道或胰腺等。所以胃镜检查可以用以明确或排除上消化道疾病。所以，"吹口气"检查代替不了胃镜检查。但是，当胃镜检查明确了上消化道疾病如球溃疡伴Hp感染，医生给予抗溃疡和抗Hp的治疗以后，为了了解药物的抗Hp治疗的疗效，病人又不愿意再次接受的胃镜检查，用"吹口气"检查来了解Hp的存在与否，是一个可取的选择。

160. 胃镜检查前的准备工作有哪些?

（1）签署知情同意书、阅读胃镜申请单：在胃镜检查前，病人要充分了解做胃镜的目的、意义，了解整个检查的过程。到目前为止，胃镜检查仍然是发现或排除上消化道疾病的最好方法。通过胃镜检查，医生会对食管、胃和十二指肠上段做全面而详细的检查。胃镜是个软性管，可以随解剖腔道而弯曲前进，边观察边前进或边观察边退镜，不会损伤黏膜。只要病人很好地配合，除了有些恶心外，对健康无害。

（2）禁食：胃镜检查要观察消化道表面黏膜的情况，任何东西（如食物残渣）涂抹在黏膜上都会影响胃镜的观察。一般的病人须在检查前一天晚饭后开始禁食或检查当天禁食超过 8 小时。但是有胃排空延缓者，其禁食时间应适当延长。有食管或幽门梗阻者，要禁食 2～3 天，必要时应插胃管进行洗胃。

（3）麻醉：检查前要进行咽部局部麻醉，通过麻醉可以使咽部黏膜的敏感性下降，减轻检查中的不适感，减轻因镜身刺激而引起的恶心和呕吐。检查前 5～10 分钟吞服含 1% 丁卡因的胃镜胶（10ml），以起到麻醉、润滑的作用，或 2% 利多卡因喷雾咽部 2～3 次。可用二甲硅油去除胃、十二指肠黏膜表面泡沫，使观察视野更清晰，不过此项不作为必须要求。

（4）进入检查室后准备：病人应松开领口和腰带，以利于咽部、上消化道充分放松。病人取左侧卧位，头枕于枕头上，双下肢半屈，躯干和双上肢自然放松。牙齿轻轻咬住牙垫的沟，检查中应避免脱开牙垫，以防咬伤镜身。检查中除必要时不要做吞咽动作，让口水自然流出。检查前应把可以活动的、单个义齿取出，以免在胃镜检查过程中把义齿咽入胃中。对于整口或整排的义齿，因为不可能被咽入，同时还依靠它咬住牙垫，因此无须取出。

161. 病人要如何配合医生进行胃镜检查？

　　胃镜检查要把一个管从口腔，经咽、喉，送入食管、胃、十二指肠上段。插镜之前病人应该左侧卧位，口含牙垫，牙齿轻轻咬住牙垫的沟，口水自然往外流，可以铺上无菌巾或毛巾。

　　当镜身从口腔插入口咽部时，舌根应放松，更不要用舌根去与镜身顶撞。之后镜身头端到达会厌后方、食管入口处，这时病人做一个吞咽动作就可以使食管入口打开，需要进行这一步时医生往往会告知病人。有的医生也许不靠病人吞咽来打开食管入口，而是依靠镜身打气或自然张开后插管，因此此时要听医生嘱咐进行。进入食管后，病人除必须，要尽量避免吞咽，因为吞咽会把口水咽入，而胃镜占据着食管腔，咽部黏膜与镜身接触受到刺激可引起恶心、呕吐，既影响观察，又延长检查时间。同时，会厌因麻醉后反射不敏感，咽入的口水容易呛入气管引起呛咳，个别病人会引起吸入性肺炎。医生边观察边插镜，插镜时不要用舌根与咽后壁夹住镜身，否则进镜会擦伤咽后壁的黏膜。

　　为了对上消化道管腔黏膜进行详细的观察，检查过程会不断充气，这样使本来皱缩在一起的黏膜得到充分展开。注气后胃腔膨胀，这样病人会有腹胀的感觉。检查过程医生会循腔进镜，前端要向上下左右不断地转动，有时镜身要顺时针或逆时针方向转动，这样病人咽部可能有不适感觉。总之，进行胃镜检查时，除在进镜经咽部时有一些刺激感觉，检查过程中咽部有异物感，充气后有腹胀感觉外，只要很好地配合检查，很少有其他更多不适的感觉。

 162. 病人做完胃镜后需要注意什么？

　　由于检查前会常规进行咽部局部麻醉，麻醉后咽部黏膜对各种刺激反应下降，吞咽反射不协调，可因在进食时不能正常打开食管，关闭气道，导致食物误入气道引起呛咳或吸入性肺炎。一般局麻作用可以维持 2~3 小时，因此术后应禁食、禁饮 2~3 小时，之后再摄入流质或半流质饮食。

对术中进行活检者，由于局部黏膜有一个小的创面，因此术后当天进软食，不要进过热食品。极少病人由于局部血管丰富或凝血功能不良，术后可能有活动性出血，表现为黑便或柏油样便，或因出血量多而有呕血和便血，一旦发现出血则应立即就诊。

少数病人术前注射地西泮（安定）进行镇静，由于地西泮作用要持续一段时间，术后病人可能有头晕、嗜睡或处于睡眠状态，因此不能一个人活动，不能立即行走，要有家人护理。

检查过程中，要向腔内注入一定量气体，因此术中或术后腹胀是一种正常表现，经排气后可以逐渐缓解。

如果插镜配合不好，用舌根顶住镜身，术中不断吞咽，不断恶心和呕吐，则咽部黏膜与内镜镜身不断摩擦，可以引起黏膜损伤，充血、水肿，极个别可以形成血肿，术后病人可感觉咽痛。可给予口服西瓜霜或局部雾化以减轻其炎症和水肿等。

六

胃部的其他疾病

 163. 胃镜诊断中的黏膜下肿瘤是怎么回事?

胃肠道的腔壁分化四层，包括黏膜、黏膜下层、肌层和浆膜层。当胃镜检查时发现有隆起，而表面黏膜光滑，色泽与周围黏膜相同，这种隆起有可能是黏膜下层、肌层或浆膜层组织增生或肿瘤所引起，也可能是壁外的正常器官或病变所引起。一般临床上在没有明确发病部位之前都诊断为黏膜下肿瘤。这种情况下病理活检多为正常，对诊断没有帮助。

黏膜下肿瘤可由外压引起，也可以是腔壁本身的肿物。如胃底隆起常由于脾外压所致，胃前壁隆起由肝叶、胆囊引起，胃体后壁隆起由正常或异常胰腺压迫所引起等。腔壁肿物包括囊肿、静脉瘤、平滑肌瘤、平滑肌肉瘤、脂肪瘤、异位胰腺以及淋巴瘤等。除平滑肌肉瘤及淋巴瘤为恶性外，这些肿瘤多为良性。

由于黏膜下肿瘤有一部分是外压引起的假象，而腔壁上肿物有部分为正常组织的异位，多数是一些良性病变，因此当胃镜诊断黏膜下肿瘤时，不要急于进行外科手术。可进一步行其他检查，明确诊断后再处理。由于上述病变有时不大，且位于胃内，一般 B 超显示不清，CT 也很难发现，但超声内镜能清楚显示腔壁各层的结构，因此可用以明确病变处于腔壁的哪一层，同时可用于区分外压性病变或显示外压的器官。对一些组织或肿瘤的诊断可以比较明确。对于考虑恶性病变者，应进行外科手术治疗；对于不除外恶性病变者，可以进行随诊观察。

164. 食管－胃底静脉曲张是怎么回事？

　　众所周知，人的各个器官都是由心脏输出的动脉血来供给营养，经器官后变成静脉血，经静脉传送回到心脏，再经过肺进行氧气交换变成动脉血。但是消化道不同，其静脉回流的血要集中到门静脉，门静脉血还要进到肝脏进行一次滤过后再进入肝静脉，最后才回到心脏。如肝脏发生病变，肝脏结构发生改变，则可以使门静脉血进入肝静脉受阻，门静脉的压力升高，导致门脉高压症。在腹腔及腹腔邻近的一些组织或器官，其静脉血是直接进入下腔静脉回到心脏，这些静脉与胃肠道的一些静脉之间存在交通支（即二者之间有血管相通）。这些交通支包括：食管与胃底静脉之间，直肠与肛门之间，胃肠道与后腹膜及肾之间等。门脉高压症时，上述交通支广泛开放和增加，原来已经闭塞的脐静脉也开放并通过腹壁静脉回流等。由于交通支的开放和增生，血流增加，使食管下段及胃底的静脉曲张。

　　食管－胃底静脉曲张是一种病理上的代偿表现，即胃冠状静脉、胃短静脉与奇静脉之间的交通支发生扩张形成的曲张静脉，但是有时会引起严重并发症。食管－胃底静脉曲张根据曲张形态和出血危险程度，可分为轻度曲张、中度曲张、重度曲张三个等级。

165. 食管－胃底静脉曲张如何进行诊断和

　　　处理？

　　（1）诊断：食管－胃底静脉曲张是肝硬化的主要表现之一，其诊断主要依靠 X 线钡餐造影和内镜检查，内镜检查还可以对静脉曲张进行曲张程度的判断。内镜下可以把静脉曲张分为五期或分轻度、中度和重度三级，如有红色征往往提示近期有出血的危险。食管－胃底静脉曲张可以出血，尤其重度曲张其出血发生率为 83%，因此应该引起重视。

（2）处理：食管-胃底静脉曲张的处理原则与下列因素有关：①病人的一般情况；②是否有过曲张静脉破裂出血；③肝功能的情况如何；④有无其他并发症；⑤静脉曲张的程度。

对食管-胃底静脉曲张的处理上包括内科保守治疗、内镜治疗及外科治疗。①内科保守治疗：主要是使用药物降低门脉压力，常用的有普萘洛尔，但有心脏疾病者禁用；②内镜治疗：包括内镜下硬化剂治疗和内镜下食管-静脉曲张套扎术；③外科治疗：有门-体静脉分流术、胃底静脉阻断术等，对脾功能亢进者可加上脾切除术。

没有发生过出血且静脉曲张不重者，可不予处理。对重度静脉曲张有脾功能亢进者，不管有否出血史，只要病情允许都应该进行手术治疗。如为重度静脉曲张，一般情况差者可以考虑内科保守治疗。有过出血、肝功能差、不能耐受手术者，应进行预防性内镜治疗。在急性出血期，由于肝硬化门脉高压症有食管-胃底静脉曲张伴上消化道出血时，进行急诊内镜检查发现约有 1/3 病人并非静脉曲张破裂所致，而是溃疡、糜烂胃炎等所引起。因此，急性出血只要病情相对稳定，应当行急诊内镜检查。急诊胃镜可以明确出血原因；对于视野清楚者可以对破裂的曲张静脉进行硬化剂治疗；对非曲张静脉引起的出血也可以内镜下进行止血治疗。

食管-胃底静脉曲张是肝硬化门脉高压的表现之一，其破裂出血的发生率高，出血时病情危重，因此应该给予重视，选择适当的方法进行治疗。

 166. 什么是硬化剂治疗？

硬化剂就是一种药物，将它注入血管内后遇血液立即形成凝块，凝块堵塞血管后血流中断，血管内血栓形成，血管闭塞后血管及血管周围有炎症反应及纤维化形成，这样局部曲张静脉消失，同时形成一个坚固的纤维层，最终使硬化的血管消失，也保护了周围曲张不明显或其他小的血管以防再出血。目前已经使用的硬化剂包括无水酒精、0.5%~1.0%乙氧硬化醇、5%鱼肝油酸钠、5%油酸氨基乙醇等。硬化剂治疗可以在内镜下用以治疗食管-胃底静脉曲张，是治疗食管-胃底静脉曲张破裂出血的一线疗法，也可以用于其他原因引起的消化道出血的止血治疗等。

（1）适应证：内镜下食管-胃底静脉曲张硬化剂治疗是针对静脉曲张出血进行止血治疗，包括食管-静脉曲张破裂出血、胃底静脉曲张破裂出血，以及通过闭塞食管的曲张静脉预防再出血，但是对门脉高压症几乎没有作用，因此适用于病人一般情况较差、肝功能差、不能耐受手术治疗者。通过本方法治疗可以改善病人的生活质量，减少再出血率，延长寿命等。

（2）禁忌证：有内镜检查禁忌证、出血性休克未得到纠正、Ⅱ期及以上肝性脑病、严重肝肾功能障碍等的病人应尽量避免进行内镜下硬化剂治疗。

（3）操作：硬化剂治疗是在内镜下进行，所以术前的一天晚饭后开始禁食。为减少术中不适和胃肠蠕动，应注射地西泮（安定）和丁溴东莨菪碱（解痉灵）。术中在注射硬化剂时，由于注射针已刺入血管内，剧烈的呕吐有引起血管撕裂的危险。因此，术程应避免引起呕吐。病人不要做吞咽动作，尽可能分散注意力，平稳进行呼吸。术后当天应禁食、禁饮，给予补液支持，禁食24小时后摄入流质饮食。由于内镜及注射针不可能进行彻底消毒，因此硬化剂注射不是一个完全无菌的过程，可能引起菌血症，可以给予静脉注射抗生素来预防感染。

（4）并发症：包括溃疡形成、出血、穿孔、狭窄、胸腔积液、局部炎症、疼痛、发热、暂时性吞咽困难、吸入性肺炎等。但除溃疡外，其他并发症发生率不高。发生并发症时，只要及时、妥当处理，一般都不会产生严重后果。

（5）饮食护理：硬化剂治疗时，对病人的饮食有很多要求。在硬化剂治疗过程中，如果没有出血等并发症发生，除治疗当天禁食外，整个疗程都只能进半流质饮食。硬化剂治疗对食管黏膜是一个创伤，有的有溃疡发生，进食要求少量多餐，细嚼慢咽，不吃过热、干硬食物。

167. 胃石是怎么回事？应该如何处理？

胃石是植物食品、毛发、矿物质（如碳酸钙、钡剂、铋剂）等在胃内逐渐凝结而形成的异物。比较多见的胃石有植物石、毛发石、乳酸石等，而前者又多见于柿石和枣石等。

柿子尤其是未成熟柿子，内含丰富鞣酸及果胶，这些成分遇到胃酸后发生凝结，与纤维素胶合后形成硬块即为柿石。黑枣中富含果胶和胶质，大量进食后易形成黑枣团，如咀嚼不充分或连核一块咽下则更容易形成胃石。毛发石一般见于有咀嚼毛发习惯的人，多见于女性有吞食毛发习惯的神经质者，由于摄入胃中的毛发在胃内排空困难，长时间反复摄入毛发与摄入的纤维混合易形成植物毛石。乳酸石多见于用高浓度奶喂养的低体重新生儿，奶无法被有效吸收所致。

胃石使病人感到上腹部疼痛、饱胀、恶心、呕吐，甚至厌食、体重减轻，由于胃石会对黏膜造成刺激，可能会有胃溃疡、胃黏膜糜烂等，有时甚至会发生上消化道出血、穿孔。上述症状存在情况下，经大便隐血试验、X线钡餐造影或胃镜检查后，结合病史即可诊断，B超检查可见胃内有强回声团块影像。

胃石的治疗包括排石治疗、溶石治疗、碎石治疗及外科治疗等。①排石治疗：当胃石不大、形态较圆，病人没有症状或症状较轻时可以给予促胃肠动力药物（如甲氧氯普胺、多潘立酮和西沙必利等），促进胃肠道蠕动利于排出胃石，同时给予一些对症处理。经上述处理后部分结石可经胃肠道自行排出。②溶石治疗：如果上述处理未能自行排出，病人症状持续存在或症状明显者可以使用胃蛋白酶、胰蛋白酶、糜蛋白酶、纤维素酶、黏液溶解酶或稀盐酸等进行溶石治疗。③碎石治疗：如果排石和溶石治疗无效，应考虑碎石治疗，包括手法碎石、内镜下碎石、体外冲击波碎石术、X线下网套碎石等。④外科治疗：对于碎石治疗失败、毛石坚硬难溶或病人已经存在一些严重并发症如出血、肠穿孔、肠梗阻等，应及早进行外科治疗。

为了预防胃石的形成，应养成良好的饮食习惯，不要空腹进食大量柿子、黑枣，不进食不成熟的柿子，食用柿子等容易引起胃石的水果时不同时饮用过热的水，不同时摄入纤维素多的食物，不要一次性进食过量，养成细嚼慢咽的进餐习惯，克服咀嚼毛发的怪癖，积极治疗胃石。

168. 不小心吞咽了异物，应该怎么办？

老年人有时不小心或在义齿松动时误把义齿咽下，这是比较常见的咽入异物的原因。其他如儿童把各种小玩具、硬币、纽扣、钥匙、戒指及牙环等放入口中玩闹时，不小心而咽下；还有一些罪犯或精神病病人，有意吞入各种各样的异物如碎玻璃、钢笔、牙刷柄等，这些东西进入食管和胃肠道都是异物。

异物的大小，形态以及质地各异，对人体的影响也不同。有些体积小、圆滑的异物可以不产生任何症状并经肠道自行排出。一些成角、锐利的异物可以损伤黏膜，甚至可以穿透肠壁引起穿孔，有些损伤大血管可以引起血管破裂大出血而死亡。有些大的异物可以阻塞胃、肠道引起肠梗阻。

吞入异物可引起严重并发症，因此应该及早明确诊断，尽早处理。以往，异物咽入后多需要进行外科手术，近年来随着内镜技术的发展，内镜异物取出的成功率达95%，该方法简便、易行，免遭外科手术，痛苦小、并发症少、成功率高，是治疗异物的首选方法。

如果异物已经部分或全部穿出消化腔壁，或一些异物估计不能通过贲门，则应考虑手术治疗。

异物可能发生的并发症有：①锐利异物造成黏膜损伤与出血；②消化道异物损伤黏膜引起继发性细菌感染而导致消化道化脓性炎症或溃疡；③极少数在异物取出过程中可以因为胃内容物反流吸入或异物堵塞咽喉而引起窒息或吸入性肺炎。如果发生这些情况，应立即进行处理，以免产生严重后果。

169. 什么是胃息肉？应该如何处理？

胃息肉是指胃黏膜表面长出的新生物，突出于胃黏膜表面的隆起性病变。根据病理进行分型，分为增生性、腺瘤性和错构瘤三种。①增生性息肉：多位于胃窦部及胃体下部，直径小于 2 厘米，有蒂或无蒂，是良性，一般不会恶变。增生性息肉内有时可有局灶性腺瘤样改变，如果有这种情况存在则有癌变的可能。②腺瘤性息肉：多位于胃窦部，有蒂或无蒂，息肉表面光滑或呈桑葚样改变，色泽较周围黏膜红。腺瘤性息肉根据病理类型还分为腺管状腺瘤、绒毛状腺瘤以及绒毛腺管状腺瘤。腺瘤性息肉可以癌变，以绒毛状腺瘤癌变率最高。③错构瘤：是腺体的增生。由于内镜活检组织小，有一定局限性，不能反映息肉全貌，容易漏诊，因此不管胃息肉病理类型是哪种，都应该进行切除并进行病理检查，可先胃镜观察胃息肉的大小、形态和位置，不能进行胃镜者可采取上消化道钡餐造影，间接发现息肉情况。

胃息肉的治疗取决于胃息肉的大小和是否有癌变风险。小的、无癌变风险者，可以不用特殊治疗，观察随访。有幽门螺杆菌感染者，可以通过根除幽门螺杆菌来使息肉消失。需要切除的胃息肉，可以选择内镜下切除或外科手术切除；对较大的息肉、内镜切除有困难者，应考虑进行外科手术治疗。与外科手术相比，内镜切除不需要麻醉，避免了剖腹手术，痛苦小，损伤小，不需住院，费用低，是治疗胃息肉的首选方法。内镜下息肉切除与常规检查一样进行术前准备，同时应检查病人的凝血功能情况。为使病人更好地配合治疗，术前应肌内注射或静脉注射地西泮（安定）；为减少胃肠蠕动，可注射丁溴东莨菪碱（解痉灵）。术中，病人应该保持镇静，尽可能减少恶心和呕吐。手术后，由于有创面存在，应禁食 6~8 小时；若无腹痛、发热等情况，可摄入流质食物；若无腹胀等情况，24 小时后可摄入半流质食物，1~2 周内以半流质饮食为宜。同时，应常规使用胃黏膜保护剂和抑酸药进行抗溃疡治疗 2 周左右，对有症状者应维持治疗到症状消失为止。

　　胃息肉切除存在一定的并发症，主要有出血和穿孔，其发生率为 0.6%~1.1%，因此病人在术后应知道如何观察并发症的发生，注意有无黑便，如出血量较大可以表现为暗红色血便或呕血，伴有头晕、心悸、出冷汗甚至晕厥者，提示有较大量的出血。如发生穿孔，病人即可感到剧烈腹痛、腹胀、腹壁压痛、反跳痛和腹肌紧张，伴随发热。不管发生哪种并发症，都应及时诊治，以免造成严重后果甚至危及生命。

参 考 文 献

[1] 朱权，王曾铎，任旭. 消化内科主治医生 452 问 ［M］. 北京：中国协和医科大学出版社，2010.

[2] 张声生. 中医消化科主治医生 382 问 ［M］. 北京：中国协和医科大学出版社，2011.

[3] 房静远，杜奕奇，刘文忠，等. 中国慢性胃炎共识意见（2017 年，上海）［J］. 胃肠病学，2017，22（11）：670-687.

[4] 宋元彬. 幽门螺杆菌的致病机制及检测方法 ［J］. 中国医学创新，2022，19（34）：184-188.